Mechthild Brocke

Aktuelle Atemtherapie
in der Physiotherapie-Praxis

Pflaum Physiotherapie

Herausgeberin: Ingeborg Liebenstund

Mechthild Brocke

Aktuelle Atemtherapie in der Physiotherapie-Praxis

Mit Beiträgen von
Dr. Peter Stutz, Gudrun Mik, Martin Crede,
Daniela Vogeley, Gisela Blaser

Pflaum

Anschrift der Autoren:

Mechthild Brocke, Physiotherapeutin, Herzogsfreudenweg 1, 53125 Bonn
Dr. Peter Stutz, Pneumologe, Am Burgweiher 54, 53123 Bonn
Gudrun Mik, Physiotherapeutin, Am Weisenstein 10d, 53639 Königswinter
Martin Crede, Physiotherapeut, Buchfinkenweg 13c, 53123 Bonn
Daniela Vogeley, Physiotherapeutin, Am Schaumburger Hof 10, 53175 Bonn
Gisela Blaser, Krankenschwester, Krausbitzen 32, 53332 Bornheim

Impressum

Bitte beachten Sie: Die medizinische Entwicklung schreitet permanent fort. Neue Erkenntnisse was Medikation und Behandlung angeht, sind die Folge. Autor und Verlag haben größte Mühe walten lassen, um alle Angaben dem Wissenstand zum Zeitpunkt der Veröffentlichung anzupassen. Dennoch ist der Leser aufgefordert, Dosierungen und Kontraindikationen aller verwendeten Präparate und medizinischen Behandlungsverfahren anhand etwaiger Beipackzettel und Bedienungsanleitungen eigenverantwortlich zu prüfen, um eventuelle Abweichungen festzustellen.

Bibliografische Information der Deutschen Bibliothek
Die Deutsche Bibliothek verzeichnet diese Publikation in der Deutschen Nationalbibliografie; detaillierte bibliografische Daten sind im Internet über http://dnb.ddb.de abrufbar.

ISBN 3-7905-0892-6

© Copyright 2003 by Richard Pflaum Verlag GmbH & Co. KG
München • Bad Kissingen • Berlin • Düsseldorf • Heidelberg.

Alle Rechte, insbesondere die der Übersetzung, des Nachdrucks, der Entnahme von Abbildungen, der Funksendung, der Wiedergabe auf fotomechanischem oder ähnlichem Wege und der Speicherung in Datenverarbeitungsanlagen, bleiben, auch bei nur auszugsweiser Verwertung, vorbehalten.
Die Wiedergabe von Gebrauchsnamen, Handelsnamen, Warenbezeichnungen usw. in diesem Werk berechtigt auch ohne besondere Kennzeichnung nicht zu der Annahme, dass solche Namen im Sinne der Warenzeichen- und Markenschutzgesetzgebung als frei zu betrachten wären und daher von jedermann benutzt werden dürften. Wir übernehmen auch keine Gewähr, dass die in diesem Buch enthaltenen Angaben frei von Patentrechten sind; durch diese Veröffentlichung wird weder stillschweigend noch sonstwie eine Lizenz auf etwa bestehende Patente gewährt.

Lektorat: Richard Pflaum Verlag
Redaktion und Herstellung: Buchundmehr, München
Innenlayout: Carsten Tschirner, München
Satz: Mitterweger & Partner Kommunikationsgesellschaft mbH
Druck und Bindung: LegoPrint, Trento

Informationen über unser aktuelles Buchprogramm finden Sie im Internet unter: http://www.pflaum.de

Inhalt

Vorwort 8

1 Diagnostik 9
Peter Stutz
1.1 Bildgebende Verfahren 10
1.2 Lungenfunktionsprüfung 12
1.3 Blutgasanalyse 17
1.4 Allergiediagnostik 19

2 Lungenerkrankungen 21
Peter Stutz
2.1 Obstruktive Atemwegserkrankungen, Bronchiektasen,
        Mukoviszidose 21
2.1.1 Asthma bronchiale 21
2.1.2 COPD 23
2.1.3 Lungenemphysem 25
2.1.4 Cor pulmonale 27
2.1.5 Bronchiektasen 27
2.1.6 Mukoviszidose 28
2.2 Interstitielle Lungenerkrankungen 29
2.3 Thoraxwanderkrankungen 30
2.3.1 Kyphoskoliose 30
2.3.2 Trichterbrust 31
2.4 Pleuraschwarten, Zwerchfelllähmung, Morbus Bechterew,
        Bronchialkarzinom 32
2.4.1 Pleuraschwarten 32
2.4.2 Zwerchfelllähmungen 33
2.4.3 Morbus Bechterew 33
2.4.4 Bronchialkarzinom 34

3	**Obstruktive Atemwegserkrankungen**	36
	Peter Stutz	
3.1	In der physiotherapeutischen Praxis mögliche Ein- und Abschätzungen des Schweregrades einer obstruktiven Atemwegserkrankung	36
3.2	Überblick über die medikamentöse Therapie bei obstruktiven Atemwegserkrankungen	38
4	**Atemtherapie**	41
	Mechthild Brocke	
4.1	Einführung	41
4.2	Atembefund	42
4.3	Selbsthilfetechniken	46
4.3.1	Atemerleichternde Stellungen	46
4.3.2	Lippenbremse	50
4.3.3	Hustentechniken	52
4.4	Behandlungstechniken	55
4.4.1	Techniken zur Wahrnehmung der Atmung	55
4.4.2	Techniken zur Sekretmobilisation	62
4.4.3	Autogene Drainage	63
4.4.4	Techniken zur Thoraxmobilisation	66
4.4.5	Inhalationstechniken	81
4.4.6	Apparative Atemhilfen	85
4.4.7	Behandlung mit Hivamat	89
4.4.8	Übungen mit und ohne Gerät	90
4.4.9	Steigerung von Atemmuskelkraft und Ausdauer	103
4.4.10	Beckenbodentraining bei Inkontinenz	105
5	**Anwendung spezieller Techniken in der Atemtherapie**	106
5.1	Manuelle Gelenkmobilisation	106
	Martin Crede	
5.2	Feldenkrais	124
	Daniela Vogeley	

5.3	Reflexlokomotion nach Vojta	130
	Mechthild Brocke	
5.4	Reflektorische Atemtherapie	132
	Mechthild Brocke	
5.5	Mikrokinesietherapie und respiratorische Störungen	136
	Gudrun Mik	
5.6	Traditionelle Chinesische Medizin – Qigong Yangsheng	143
	Gudrun Mik	
5.7	Akupressur in der Atemtherapie	150
	Gudrun Mik	
6	**Aromatherapie und Ölkompressen**	155
	Gisela Blaser	
7	**Ausgewählte Praxisbeispiele**	160
	Mechthild Brocke	
8	**Anhang**	163
	Mechthild Brocke	
8.1	Praxisausstattung	163
8.2	Verordnung nach dem neuen Heilmittelkatalog	164
Literatur	....	167
Bildnachweis	....	169
Register	....	170

Vorwort

Die Verordnung „Atemtherapie" erscheint vielen Kollegen als eine langweilige Behandlung, die zwischen Hockergymnastik und Klopfmassage anzusiedeln ist. Das ist aber absolut nicht zutreffend und sachlich nicht berechtigt. Neben der physiotherapeutischen Atemtherapie, die vor allem Frau Hilla Ehrenberg entwickelte, wissenschaftlich belegte und veröffentlichte, stehen uns aus vielen anderen Therapien Techniken zur Verfügung, die bei Patienten mit Lungenerkrankungen anzuwenden sind.

Mit diesem Buch sollen das Interesse an der Atemtherapie geweckt und Anregungen für die Kombination mit anderen Techniken gegeben werden. Unser Behandlungsspektrum muss umfassend sein, denn wir haben es in der Praxis mit sehr verschiedenen Patienten zu tun: Mit solchen, die schwer krank sind, aber durchaus noch belastbar sein können, solchen, die hoch motiviert nach einer Kur „weiter machen" wollen, oder anderen, die nur noch resigniert „ohne Atem" sind. In der freien Praxis können wir viele Patienten „auffangen", die nicht mehr in der Lage sind, Sport zu treiben, weil ihr Zustand zu schlecht ist und Rehabilitationsmaßnahmen ausgereizt sind.

Gerade für diese Patienten sind Anleitung und Motivation zur Bewegung dringend nötig, um sie aus der Spirale – weniger Bewegung, weniger Muskulatur und noch weniger Lungenfunktion – heraus zu holen. Hier können Physiotherapeuten diese Patienten in kleinen Gruppen oder Einzeltherapien regelmäßig betreuen und erhebliche Erfolge erzielen.

Bonn, Frühjahr 2003   Mechthild Brocke

1 Diagnostik von Lungenerkrankungen

Peter Stutz

Die häufigsten Beschwerden, welche Patienten in die ärztliche Praxis führen und Krankheiten der Atemwege anzeigen, sind Husten, Auswurf und Luftnot.
Diese unspezifischen Symptome haben oft banale, manchmal aber auch ernste Erkrankungen zur Ursache. Die Erkrankungen ähneln sich im anfänglichen Beschwerdebild sehr und werden aufgrund dessen häufig unterschätzt oder nicht richtig erkannt.
Hinter den Symptomen Husten, Auswurf und Luftnot verstecken sich verschiedene Erkrankungen wie allergisches oder nicht allergisches Asthma bronchiale, chronische Bronchitis verschiedener Schweregrade, rezidivierende Lungenembolien, allergische Lungenerkrankungen, schwerwiegende Lungeninfektionen, granulomatöse interstitielle Lungenerkrankungen, Tuberkulose sowie Fremdkörperaspirationen oder das immer häufiger auftretende Bronchialkarzinom.
Die Lunge ist ein komplexes Organ mit vielfältigen Leistungen im menschlichen Organismus. Die Physiologie des Gasaustausches ist weitgehend erforscht. Wir wissen allerdings wenig über die Filterfunktionen der Lungen und die Komplexität der Elimination von Fremdsubstanzen, insbesondere, wenn man bedenkt, dass die Lunge noch mehr als die Haut dasjenige Organ des Menschen darstellt, welches am intensivsten mit der Umwelt in Kontakt tritt.
Die Lunge ist ein Organ mit einer großen inneren, Atemgas austauschenden Oberfläche. Die große Oberfläche resultiert aus der Vielzahl der so genannten Lungenbläschen, den Alveolen. Gleichzeitig wird das die Alveolen umspinnende Gefäßkapillarnetz der Lunge beständig mit der gleichen Blutmenge durchströmt wie der

große Körperkreislauf. Die Lunge ist also schädigenden Noxen sowohl von außen über die Atemluft als auch von innen über den Blutstrom ausgesetzt. Dies spiegelt sich in vielfältigen, die Lunge betreffenden Erkrankungen wider. Somit ist es nicht verwunderlich, dass auch eine große Zahl von primär an anderen Orten des Körpers entstehenden Erkrankungen wie z. B. rheumatische Erkrankungen (rheumatoide Arthritis, Sklerodermie, Vaskulitiden) nicht selten auch bestimmte Lungenmanifestationen aufweisen können. Neben der Leber ist die Lunge häufig von Metastasen bösartiger Tumore befallen.

1.1 Bildgebende Verfahren

Um krankhafte Veränderungen der Thoraxorgane zu diagnostizieren, steht als einfaches Verfahren die Anfertigung eines Röntgenbildes an vorderster Stelle. Das Röntgenbild des Thorax ist bei der Erstuntersuchung in zwei Ebenen, d. h. mit einer Aufnahme p.a. (posterior-anterior) sowie einer Aufnahme von links-seitlich anzufertigen.

Mit dieser Technik werden Veränderungen der Thoraxorgane mit hoher Aussagekraft wiedergegeben. So können Pneumonien, eine Ergussbildung, Zeichen einer Herzinsuffizienz wie auch möglicherweise vorliegende karzinomatöse Veränderungen dargestellt und einer weiteren Diagnostik zugeführt werden.

Auch pleurale, vom Rippen- und Lungenfell ausgehende Veränderungen und pathologische Strukturen im Bereich des knöchernen Thoraxskeletts (Rippenfrakturen etc.) sind mit der Röntgenaufnahme des Thorax sicher zu diagnostizieren.

Darüber hinaus erlaubt die Röntgenaufnahme des Thorax eine Beurteilung der Hilusstrukturen beider Lungen (Lungenwurzeln mit Gefäßen und Lymphknoten). Hier manifestieren sich häufig Krankheiten wie Sarkoidose, Lymphome, Tuberkulose und Hiluslymphknotenveränderungen anderer Ursache.

Diese Erkrankungen imponieren häufig mit unspezifischen Symptomen wie reduzierter körperlicher Belastbarkeit, unproduktivem Hustenreiz sowie unspezifischem retrosternalem Druckgefühl.

Interstitielle berufsbedingte Lungenerkrankungen wie die Silikose oder die Asbestose wie auch granulomatöse Lungenerkrankungen und Lungenfibrosen lassen sich ebenfalls im Röntgenbild des Thorax erkennen.

Zur ergänzenden Röntgenuntersuchung der Thoraxorgane kommen Computertomographien mit und ohne Kontrastmittelgabe zur Anwendung. Mit der Computertomographie wird eine bessere Größenbestimmung und Lokalisation krankhafter Veränderungen ermöglicht und über eine Dichtebestimmung auch eine bessere Zuordnung zu einem bestimmten Krankheitsbild erreicht. Eine Hilfe zur Diagnostik von Bronchiektasen bzw. Lungenembolien stellt ebenfalls die Computertomographie mit feinerer Darstellung von Gewebe- und Gefäßstrukturen dar. Die früher üblichen, für den Patienten belastenden invasiven Untersuchungsmethoden wie Lungengefäß- bzw. Bronchusdarstellung mit Kontrastmittel konnten aufgrund dieser CT-Verfahren weitgehend verlassen werden.

Bestimmte Erkrankungen erfordern eine genaue Kenntnis der regionalen Durchblutung und Belüftung der Lunge. Hierfür stehen nuklearmedizinische Untersuchungsverfahren zur Verfügung. Über die Atemwege oder die Blutbahn eingebrachte schwach radioaktive Markersubstanzen stellen die globale und regionale Belüftung (Ventilationsszintigraphie) und Durchblutung (Perfusionsszintigraphie) der Lunge dar.

Bei Vorliegen von Pleuraergüssen und pleurawandnahen Tumoren bietet sich die Ultraschalluntersuchung (Sonographie) der Thoraxorgane an. So ist z. B. durch die Sonographie bei einem Erguss eine sichere Punktionslokalisation möglich, ohne Gefahr zu laufen, mit der durchzuführenden Pleurapunktion Gewebe zu schädigen oder zu verletzen (Gefahr eines Pneumothorax).

Bei aller Fortentwicklung der Röntgentechnik und der Zuordnung radiologischer Veränderungen zu den Krankheitsbildern ersetzt aber das Röntgenbild keinesfalls die histologische Diagnose. Letztlich kann nur über die Bronchoskopie (Spiegelung der Atemwege) und Entnahme von zytologischen oder histologischen Gewebeproben als auch mit Hilfe der bronchoalveolären Lavage eine eindeutige Einordnung des Krankheitsbildes gelingen. Bei der bronchoalveolären Lavage werden kleine Mengen Kochsalzlösung in den betroffenen Lungenlappen eingefüllt und durch Ansaugen zurückgewonnen. Die in der abgesaugten Flüssigkeit befindlichen Zellen werden mikroskopisch (Zytologie) und biochemisch untersucht.

Kapitel 1
Diagnostik von Lungenerkrankungen

1.2 Lungenfunktionsprüfung

Die Lungenfunktionsprüfung ist ein einfaches diagnostisches Verfahren. Die Symptome Husten, Auswurf und Luftnot sollten neben der körperlichen Untersuchung und Erfragung der Krankengeschichte eine spirometrische Lungenfunktionsprüfung in der Praxis zur Folge haben.

Die deutsche Liga zur Bekämpfung von Atemwegserkrankungen empfiehlt die Durchführung einer Lungenfunktionsprüfung bei Erkrankungen der Bronchien, der Lunge, des Herzens, des Thorax, der Wirbelsäule sowie zur Verlaufsbeobachtung und Therapiekontrolle bronchopulmonaler Erkrankungen, Kontrolluntersuchung nach thoraxchirurgischen Eingriffen, präoperativen Einschätzung des Operationsrisikos und arbeitsmedizinischer Überwachung bei exponierten Berufsgruppen (Feuerwehrleute, Menschen mit Feinstaubexposition, sonstige inhalative Noxen).

Mit der Lungenfunktionsdiagnostik werden die Strömungseigenschaften der Lunge sowie Lungenvolumina als Maß der Organgröße und Organfunktion bestimmt. Der

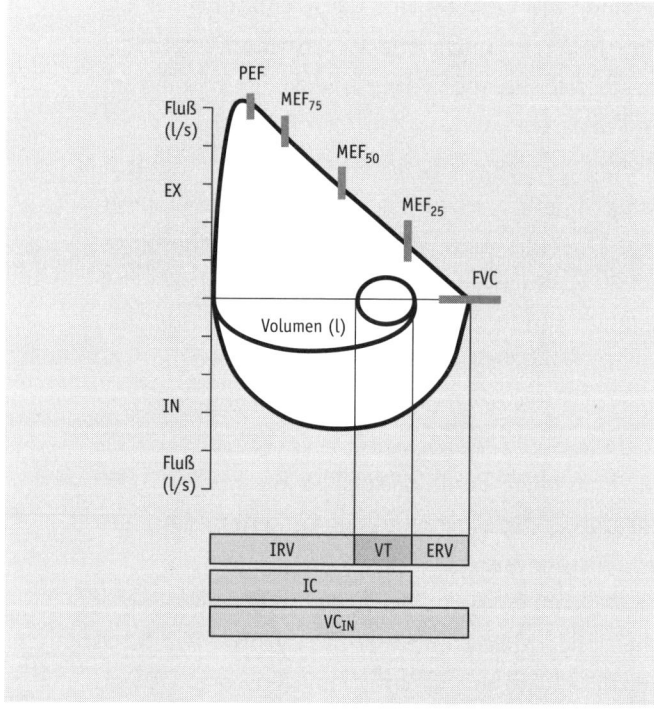

Abb. 1.1
Schematische Darstellung einer Fluss-Volumen-Kurve (PEF = Peak exspiratory flow, maximaler Atemstoß; MEF_{75-25} = exspiratorischer Fluss nach 75–25 %; FVC = forcierte Vitalkapazität; IRV = inspiratorisches Reservevolumen; VT = „Normal"-Atmung; ERV = exspiratorisches Reservevolumen; IC = inspiratorische Kapazität; VC_{in} = inspiratorische Vitalkapazität)

1.2 Lungenfunktionsprüfung

Patient atmet über einen Messkopf (Pneumotachograph), und es werden die Atemstromstärke sowie das Atemvolumen registriert und grafisch dargestellt. Die Messung der Lungenfunktion ist abhängig von der Mitarbeit des Patienten. Somit ist es unerlässlich, geschultes Personal mit der Durchführung der Lungenfunktionsprüfung zu beauftragen, um aussagekräftige Untersuchungen zu gewinnen. Nur eine fehlerfreie und aussagekräftige Lungenfunktionsprüfung macht es möglich, das Beschwerdebild des Patienten richtig einschätzen und behandeln zu können.

Wie dem Diagramm *(Abb. 1.1)* zu entnehmen ist, wird bei der konventionellen Spirometrie das Lungenvolumen gegen die Zeit registriert. Die für die Praxis aussagekräftigsten Funktionsgrößen sind die Vitalkapazität (VC), das nach vollständiger Ausatmung maximal einatembare Volumen und der „Atemstoß" (FEV1 = forciert-exspiriertes Volumen der 1. Sekunde). Das FEV1 ist dasjenige Volumen, welches nach maximaler Inspiration in der ersten Sekunde unter maximaler Atemkraftanstrengung wieder ausgeatmet werden kann.

Die Aufzeichnung der Atemstromstärke auf der Y-Achse und des ventilierbaren Volumens auf der X-Achse mit entsprechender Aufzeichnung ergibt das so genannte Flussvolumendiagramm *(Abb. 1.2)*. Der Vorteil des Flussvolumendiagramms ist, dass die volumenabhängige Atemstromstärke bei geringerem Lungenvolumen ein deutlich empfindlicheres Maß für eine Atemwegs-

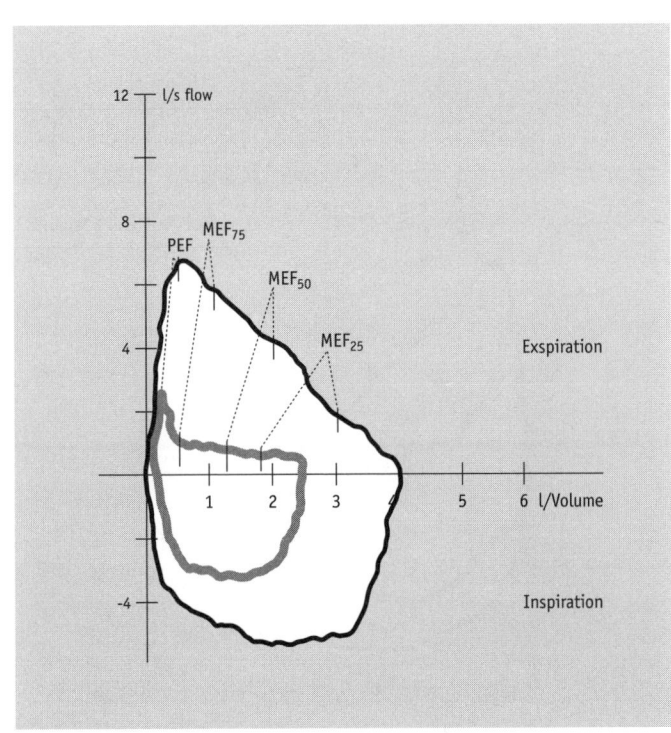

Abb. 1.2
Schematische Darstellung einer normalen Fluss-Volumen-Kurve

obstruktion darstellt als der Atemstoß (FEV1) alleine. Insbesondere die obstruktiven Ventilationsstörungen lassen sich an der Form der Fluss-Volumen-Kurve leicht erkennen *(Abb. 1.3)*.

Das Flussvolumendiagramm bietet darüber hinaus den Vorteil, Informationen über eine gestörte Inspiration zu liefern. Vielfach liegen bei obstruktiven Atemwegserkrankungen auch inspiratorisch bedingte Veränderungen vor. Diese können anhand der Flussvolumenkurve erkannt werden.

Nicht selten geben Patienten respiratorische Beschwerden am Arbeitsplatz, während der Nachtruhe und bei Aufenthalt in bestimmten Gebäuden oder Gegenden an. Oder es treten Atembeschwerden immer wieder in Gegenwart bestimmter inhalativer Noxen auf. Um in diesen Fällen eine Objektivierung der Beschwerden zu erzielen, stellt die Anfertigung einer so genannten Peak-flow-Meter-Kurve ein sehr aussagekräftiges Verfahren dar. Das Peak-flow-Meter ist einfach zu bedienen, der Patient atmet maximal ein, umschließt das Mundstück des Gerätes mit den Lippen, um dann maximal forciert und schnell durch das Gerät auszuatmen. Der erzielte Spitzenfluss (Peak-Flow) wird in einer Tabelle registriert *(Abb. 1.4)*. Durch die Registrierung des Peak-Flow können tageszeitliche (zirkadiane) Schwankungen der Atemwegsweite objektiviert werden. Es wird ein Überblick über den Grad der Obstruktion z. B. unter

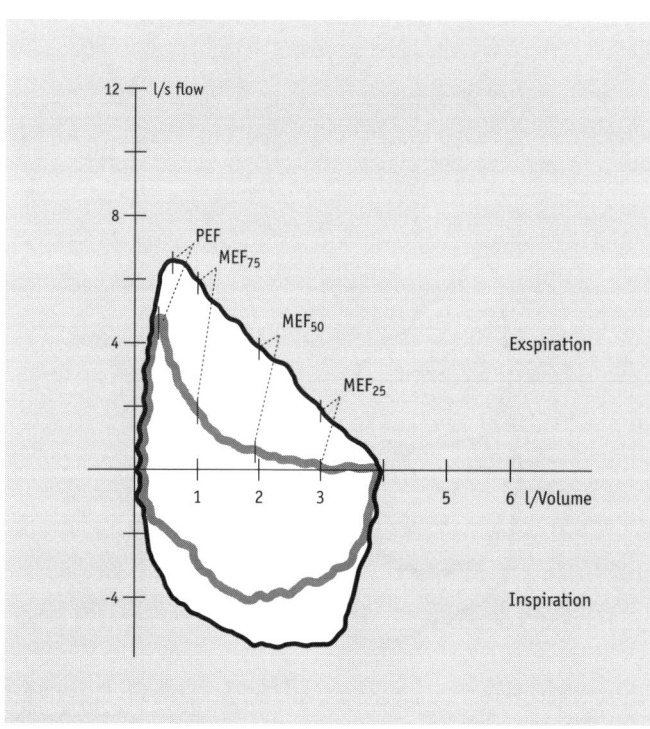

Abb. 1.3
Fluss-Volumen-Kurve bei Obstruktion der unteren Atemwege

häuslichen Bedingungen oder unter den jeweiligen „Beschwerdemomenten" gewonnen. Der Patient selbst hat die Möglichkeit, die antiobstruktive Medikation zu überprüfen und auch bedarfsweise – im Rahmen vorher besprochener Variationen – zu ändern.

Asthmatische Erkrankungen weisen charakteristische Schwankungen des Peak-Flow auf, die in der Regel durch morgendliche Tiefstwerte charakterisiert sind, um im Laufe eines Tages anzusteigen und gegen Abend wieder abzufallen.

In der Lungenfachpraxis besteht die Möglichkeit der bodyplethysmographischen Lungenfunktionsprüfung. Hierbei sitzt der Patient in einer geschlossenen Kammer. Innerhalb der Kammer befindet sich ein Pneumotachograph, über den wieder

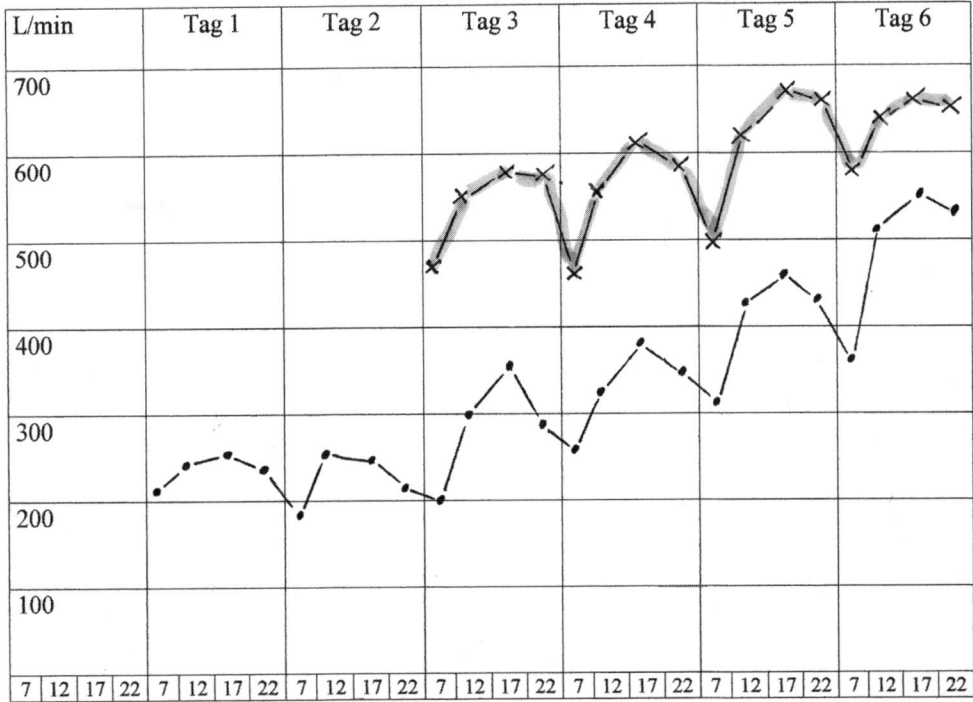

Abb. 1.4
Peak-Flow-Messung: Messung des Peak-Flow bei einem 26-jährigen Patienten mit Asthma bronchiale täglich vor (•) und nach (x) der Inhalation eines kurzwirksamen Betasympathomimetikums. An Tag 1 und 2 besteht noch keine Inhalationstherapie, an den Tagen 3 bis 7 deutliche Verbesserung sowohl der Ausgangswerte, als auch der Werte nach Inhalation durch die Therapie.

die Atemstromstärke und das Atemvolumen gemessen werden. An dem Pneumotachograph und dem Mundstück, an dem der Patient atmet, befindet sich ein Verschlussventil, womit bei entsprechenden Atemmanövern der Atemfluss unterbrochen wird. Zusätzlich werden die von der Ausdehnung des Brustkorbs während der Atmung erzeugten Kammerdruckschwankungen gemessen. Aus der simultanen Registrierung der Atemstromstärke bzw. der Munddruckschwankungen bei geschlossenem Verschlussventil gegen die atemabhängigen Kammerdruckschwankungen lassen sich der Strömungswiderstand in den Atemwegen wie auch das intrathorakale Volumen bestimmen.

Diese Messgrößen sind unerlässlich für die Verlaufsbeurteilung einer chronisch-obstruktiven Atemwegserkrankung bzw. für den Erfolg einer eingeleiteten antiobstruktiven Medikation wie auch zur Beurteilung des Erfolges einer begleitenden physiotherapeutischen Therapie. Man unterscheidet zwischen obstruktiven und restriktiven Ventilationsstörungen. Eine sichere Unterscheidung dieser funktionellen Einschränkungen gelingt mit der Durchführung der vollständigen spirometrischen und bodyplethysmographischen Lungenfunktionsprüfung.

Die *restriktive Ventilationsstörung* ist definiert als Verkleinerung der totalen Lungenkapazität sowie weiterer statischer Lungenvolumina. Sie ist bei interstitiellen Lungenerkrankungen, nach Lungenre-

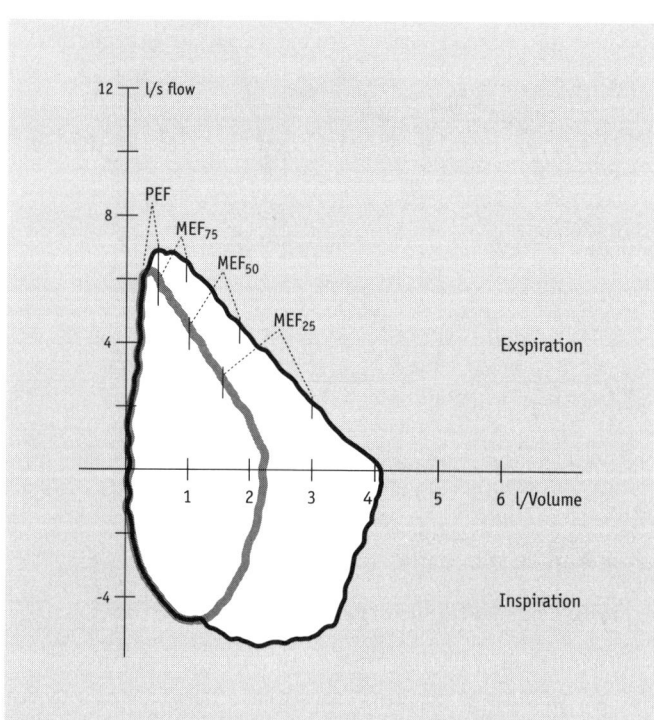

Abb. 1.5
Fluss-Volumen-Kurve bei restriktiver Ventilationsstörung

sektionen und Erkrankungen des knöchernen Thorax (Skoliose, Kyphose, Morbus Bechterew etc.) anzutreffen *(Abb. 1.5)*.
Die *obstruktive Ventilationsstörung* ist definiert als Verengung der Atemwege mit Erhöhung des Strömungswiderstands für die Atemgase. Eine Obstruktion liegt vor bei Asthma bronchiale, bei chronischer Bronchitis und beim Lungenemphysem. Die Obstruktion imponiert durch eine Einschränkung der ventilatorischen Flussreserven. Die Atemwege sind z. B. durch muskulären Bronchospasmus und Schleimhautschwellung oder durch atemabhängige Instabilität verengt *(Abb. 1.3 und 1.6)*.

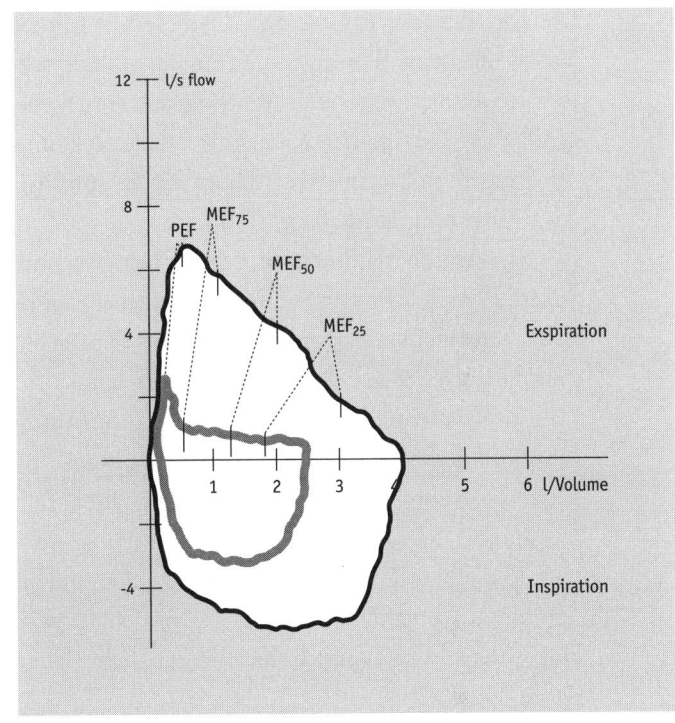

Abb. 1.6
Fluss-Volumen-Kurve bei Obstruktion der unteren Atemwege mit restriktiver Komponente (z. B. bei höhergradigem Lungenemphysem)

1.3 Blutgasanalyse

Die Blutgasanalyse bestimmt die Partialdrucke der Atemgase Sauerstoff (pO_2) und Kohlendioxid (pCO_2) sowie das Säure-Basen-Verhältnis im arteriellen Blut.
Um nicht schmerzhafte arterielle Punktionen (Arteria femoralis, Arteria radialis) durchführen zu müssen, wird in der Regel über das hyperämisierte Ohrläppchen Kapillarblut in eine entsprechende Kapillarpipette entnommen, um somit ungefährlich und mit gleich gutem Aussagewert die Blutgase zu bestimmen.

Die Partialdrucke pO_2 und pCO_2 liefern Informationen über den Atemgasaustausch und seine Störungen. Wie andere biologische Größen weisen auch die arteriellen Blutgaswerte eine Abhängigkeit vom Lebensalter auf. Bei gesunden Jugendlichen beträgt der Sauerstoffpartialdruck im Mittel etwa 95 mmHg, bei 40-jährigen sinkt der Wert schon auf 80 mmHg ab, um bei 70-jährigen auf etwa 70 mmHg abzufallen.

Der Sauerstoffpartialdruck kann durch Lungen- und Atemwegserkrankungen, Anämien, Pumpleistungsschwäche des Herzens, Schock oder Shuntverbindungen im Bereich des kleinen und großen Kreislaufs (Kurzschlussverbindungen z. B. im Lungenkreislauf oder auf Herzebene) gestört sein.

Da häufig Patienten mit Gasaustauschstörungen aufgrund pulmonaler Erkrankungen physiotherapeutischer Hilfe bedürfen, wäre eine sichere Überwachung dieser Patienten während der physiotherapeutischen Behandlung durch die einfache transkutane Messung der Sauerstoffsättigung sinnvoll. Die Sauerstoffsättigung steht in direkter Relation zum arteriellen pO_2 und gibt die aktuelle Sauerstoffsituation einfach und ohne blutiges Messverfahren wieder. Ein kleiner Detektor am Finger misst kontinuierlich über einen beliebig langen Zeitraum die Sauerstoffsättigung des Patienten.

Häufig brauchen Patienten mit einer höhergradigen Ventilationsstörung physiotherapeutische Betreuung, was angesichts des eingeschränkten Gasaustausches, bei eventuell vorhandener respiratorischer Partialinsuffizienz (Untersättigung des Blutes mit Sauerstoff), unter Belastungsbedingungen zu Schwierigkeiten führt. In diesen Fällen sollte nicht die physiotherapeutische Therapie mit verminderter Intensität der reduzierten körperlichen Belastbarkeit des Patienten angepasst werden, sondern es empfiehlt sich, nach vorausgegangener ärztlicher Untersuchung, die physiotherapeutische Therapie des Patienten unter Sauerstoffgabe durchzuführen. Durch die Sauerstoffgabe ist eine bessere körperliche Belastbarkeit gegeben, die Ausdauerbelastung wird verlängert und somit der Erfolg der Physiotherapie intensiviert. Die Sauerstoffgabe während der krankengymnastischen Therapie kann sehr einfach mit einem Sauerstoffkonzentrator erfolgen. Über einen an der Nase ansetzenden Schlauch wird die erforderliche Sauerstoffmenge zugeführt. Die Sauerstoffsättigung sollte dann während der Therapie kontrolliert werden.

1.4 Allergiediagnostik

Die Möglichkeit, mit allergieauslösenden Stoffen in Berührung zu kommen, ist in unserer Umwelt sehr vielfältig. Seit langem bekannt sind die Zusammenhänge saisonaler Pollenflüge, insbesondere früh- und mittelblühender Baumpollen bzw. Gräser-/Getreidepollen, mit entsprechend saisonalem Auftreten von Asthma bronchiale sowie allergischer Rhinokonjunktivitis. In diesem Fall stellt sich die Diagnostik relativ einfach dar, und in aller Regel wird der Allergietest die klinische Vermutungsdiagnose bestätigen. Zur Einleitung einer entsprechenden Therapie (z. B. spezifische Immuntherapie, früher: Hyposensibilisierung) kann die Diagnostik noch durch Bestimmung von IgE-Antikörpern ergänzt werden.

Ganzjährige Beschwerden weisen auf Allergenexposition zum Beispiel gegenüber Haustierepithelien, Haustierhaaren und/oder Hausstaubmilben hin.

Darüber hinaus bereiten Sensibilisierungen gegenüber Schimmelpilzen gesundheitliche Probleme. Bei der Exposition gegenüber Schimmelpilzsporen können neben einer Typ-I-Allergie (Allergie vom Soforttyp) auch eine so genannte Typ-III-Allergie mit einer allergischen Alveolitis auftreten. Diese führt nach längerem Verlauf häufig zur Lungenfibrose mit schwerer Gasaustauschstörung. Organische, eiweißhaltige Substanzen wie Vogelkot oder Harnbestandteile von Nagetieren können ebenfalls solche Krankheitsbilder verursachen.

Ferner ist eine Vielzahl chemischer Substanzen bekannt, die in der täglichen Anwendung auf den menschlichen Organismus bei Aufnahme über die Atemorgane einwirken können, z. B. Reinigungs- und Backofensprays, Deodorants, Parfüms und Haarsprays. Beruflich verwendete chemische Substanzen wie Isocyanate, Phthalsäureanhydride, Cyanurchlorid als auch Latexpartikel (Gummihandschuhe im medizinischen Bereich), Harze der Birkenfeige sowie bestimmte Nahrungsmittel führen ebenfalls zu problematischen Krankheitsbildern.

Allergische Reaktionen im Bereich der oberen und unteren Atemwege sind in der Regel durch die IgE-Antikörperreaktionen bedingt. Durch Anheften der IgE-Antikörper an Mastzellen in den betroffenen Schleimhautepithelien von Augen, Nase und Bronchialsystem werden die Mastzellen in den reaktiven Zustand versetzt. Bei erneutem Kontakt mit dem Allergen (Antigen) werden dann Mediatorstoffe freigesetzt. Diese bewirken die allergische Symptomatik.

Diese Reaktionskette hat zur Folge, dass es in einer weiteren Aktivierungsstufe
- zur Stimulation der schleimbildenden Drüsen
- zur Schleimhautschwellung
- zu einer weiteren Aktivierung einer enzymatischen Kaskade
- zu einer Kontraktion der glatten Muskelfasern (Bronchospasmus)
- zu einer Gefäßerweiterung und Steigerung der Gefäßpermeabilität

kommt.

Diese Reaktionen führen bei den Patienten zu akuter Rhinitis, Konjunktivitis, behinderter Nasenatmung, Husten sowie Atemnot durch asthmatischen Bronchospasmus und zu reduzierter körperlicher Belastbarkeit. Der Bronchospasmus des Asthma bronchiale kann mit dem Stethoskop über den Lungen als giemendes oder brummendes Nebengeräusch gehört werden.

Hauttests mit Allergenextrakten lassen allergische Sensibilisierungen erkennen. Wichtige Verfahren sind der Prick-Test und der Intrakutantest. Beim Prick-Test wird ein Tropfen des Allergenextraktes auf die Haut des Unterarmes oder des Rückens aufgebracht. Mit einer lanzettenartigen Nadel werden kleine, ganz oberflächliche Hautritze gesetzt. Somit treten geringe Allergenmengen in Kontakt mit den obersten Hautschichten. Mit dem Prick-Test werden sicher saisonale und ganzjährige Allergene erkannt. Sowohl bei der Prick- als auch bei der Intrakutantestung handelt es sich um Reaktionen vom Soforttyp. Das Testergebnis kann 20 Minuten nach Aufbringung anhand der Hautreaktion abgelesen werden.

Beim Intrakutantest werden verdünnte Allergenextrakte mit einer dünnen Kanüle intrakutan injiziert, bis eine kleine weißliche Hauterhebung sichtbar ist. Bei der Intrakutantestung treten auch Spätreaktionen nach sechs bis 24 Stunden auf, eine Nachbeobachtung ist in jedem Fall erforderlich. Bei speziellen Fragestellungen werden Provokationsteste durchgeführt. Hierbei erfolgt ein direktes Aufbringen von Allergenen auf das Erfolgsorgan, z. B. auf die Nasenschleimhaut, oder mittels Inhalation auf die Oberfläche des Bronchialsystems.

Als ergänzende Maßnahme, insbesondere vor einer spezifischen Immuntherapie, (Hyposensibilisierung) erfolgt die Bestimmung spezifischer IgE-Antikörper.

2 Lungenerkrankungen

Peter Stutz

2.1 Obstruktive Atemwegserkrankungen, Bronchiektasen, Mukoviszidose

2.1.1 Asthma bronchiale

In der ärztlichen Praxis ruft die Benennung der Diagnose „Asthma" durch den Arzt beim betroffenen Patienten oft Angst und Unsicherheit hervor. Viele Vorstellungen über die Lebensqualität Asthmakranker sind sicherlich falsch.
Unbestritten ist, dass asthmatische Erkrankungen in bestimmten Familien und bei gewissen Merkmalen (Hellhäutigkeit, blonde Haare, blaue Augen etc.) gehäuft auftreten. Asthma ist eine multifaktorielle Erkrankung, die Ursache ist nur teilweise bekannt.
Beim Asthma bronchiale führen erbliche Faktoren und Umwelteinflüsse verbunden mit pathologischen Immunreaktionen zu einer vermehrten Empfindlichkeit gegen spezifische (Allergene) wie auch unspezifische Reize. Die Frage, wie eine Asthmaerkrankung bei dem betroffenen Patienten entsteht, und wie es zur Verschlechterung des Krankheitsbildes kommt, ist allerdings noch nicht befriedigend beantwortet.
Asthma bronchiale ist charakterisiert durch Episoden von anfallsartiger Atemnot verbunden mit Geräuschphänomenen wie Giemen und Brummen. Zu unterscheiden sind zwei Formen des Asthma bronchiale, das exogen-allergische und das nichtallergische (Synonym: intrinsisches, endogenes) Asthma bronchiale.

Beim exogen-allergischen Asthma bronchiale lösen Allergene auf dem Boden der asthmatischen Atemwegsentzündung die Symptome aus. Häufige Allergene sind Hausstaubmilbe, Tierhaare, Tierepithelien, Pilzsporen und Pollen. Das exogen-allergische Asthma bronchiale tritt in aller Regel bereits in frühester Kindheit auf und geht sehr häufig mit einer Überempfindlichkeit des Bronchialsystems auf unspezifische Reize einher. Noxen wie kalte Luft, körperliche Anstrengung, Infekte, feucht-neblige Wetterlagen, Zigarettenrauch, Parfümgerüche, Haarspray, Lösungsmittel und eine Vielzahl weiterer „Teilchenbelastungen" der Umgebungsluft können Beschwerden auslösen.

Das endogene Asthma bronchiale manifestiert sich häufig erst jenseits des 30. Lebensjahres. Gleichzeitig bestehen häufig auch nasale Probleme wie vermehrte Polypenbildung, Zuschwellen der Nasenhöhle und Infekte im Bereich der Nasennebenhöhlen. Sehr häufig tritt das endogene Asthma bronchiale erstmalig nach einem Atemwegsinfekt auf. Beiden Asthmaformen gemeinsam ist die Überempfindlichkeit der Bronchien auf unspezifische Reize. Betablockerhaltige Arzneimittel, wie sie häufig bei Herz-Kreislauf-Erkrankungen, z. B. arterieller Hypertonie, Herzinsuffizienz und Herzrhythmusstörungen verschrieben werden, sind in der Lage, bei Asthmatikern eine starke Symptomatik auszulösen. Zu beachten ist auch, dass nicht selten betablockerhaltige Augentropfen, die bei älteren Patienten bei Glaukom (grünem Star) eingesetzt werden, die Entwicklung eines Asthmas deutlich fördern. Selbst diese geringen Arzneimittelmengen betablockerhaltiger Medikamente reichen aus, eine erworbene bronchiale Hyperreagibilität im weiteren Krankheitsverlauf deutlich zu verschlechtern, ohne dass häufig ein Zusammenhang zwischen Augentropfen und Atemwegserkrankung gesehen wird.

Ein besonderes Problem stellen die beruflich bedingten Asthmaformen dar. Durch inhalative Problemstoffe wie z. B. Isocyanate kann ein allergisches Asthma ausgelöst werden. Isocyanate werden in der Produktion von Kunststoffen, Schaumstoffen, Isolier- und Beschichtungsmaterialien, Lacken und Klebstoffen verwendet. Nach beruflich bedingter Einwirkung kann ein Asthma bronchiale entstehen. Dieses bleibt fatalerweise auch nach Allergenkarenz bestehen und zeigt häufig eine Verschlimmerungstendenz im weiteren Krankheitsverlauf, mit entsprechender Überempfindlichkeit auf unspezifische Reize, wie mehrfach beschrieben.

In der medikamentösen Therapie des Asthma bronchiale haben sich als Basistherapie inhalative Kortikosteroide in Verbindung mit inhalativen ß-Sympathomimetika und oralem Theophyllin bewährt. Durch regelmäßige Anwendung dieser Substanzen ist häufig eine ausgezeichnete körperliche Belastbarkeit gegeben. Die sonst bestehende Infektanfälligkeit im Bereich der oberen und unteren Atemwege reduziert sich unter einer kontinuierlichen, dem Krankheitsbild angepassten Medikation.

2.1.2 COPD (Chronisch-obstruktive Lungenerkrankung)

Unter COPD versteht man die chronisch-obstruktive Lungenerkrankung (engl. chronic obstructive pulmonary disease). Unter diesem Begriff werden diejenigen Lungenerkrankungen beschrieben, die mit Husten und Auswurf sowie in fortgeschrittenen Stadien mit Belastungsdyspnoe einhergehen. In terminalen Krankheitsstadien tritt bei diesen Erkrankungen bereits Atemnot in Ruhe ein und ist häufig gekoppelt mit der Untersättigung des arteriellen Blutes mit Sauerstoff. Diese Patienten benötigen eine Sauerstofflangzeittherapie.

Unter dem Begriff COPD sind die chronische Bronchitis und das Lungenemphysem als Krankheitseinheit definiert, wobei beide Krankheitsverläufe häufig ineinander übergehen.

Nach der Definition der WHO (Weltgesundheitsorganisation) aus dem Jahr 1991 ist eine chronische Bronchitis dann gegeben, wenn Husten und Auswurf an den meisten Tagen in einem Zeitraum von wenigstens zwei Monaten in wenigstens zwei aufeinander folgenden Jahren kontinuierlich bestehen. Die Prognose der Erkrankung ist um so schlechter, je früher und je stärker es zu einer exspiratorischen Flusslimitierung in Form des Abfalls des Atemstoßes (= FEV1) kommt. Eine COPD liegt somit immer dann vor, wenn eine chronische Bronchitis mit einer Atemwegsobstruktion verbunden ist. Dies ist bei längerem Krankheitsverlauf fast immer der Fall.

Unter der COPD versteht man die chronische, nicht oder nicht mehr vollständig reversible exspiratorische Flusslimitierung auf dem Boden der chronisch-entzündlichen Schleimhautveränderung. In späteren Stadien kommt es zu Lungenüberblähung mit dem Lungenemphysem als Endstadium.

Es ist gesichert, dass das langjährige inhalative Zigarettenrauchen den allerwichtigsten exogenen Faktor zur COPD-Entwicklung darstellt. Nicht jeder Raucher erleidet als Folge des inhalativen Zigarettenrauchens eine COPD, aber neun von 10 COPD-Patienten waren oder sind Raucher. Weitere exogene Faktoren, deren Einfluss mit hoher Wahrscheinlichkeit die Ausbildung des Krankheitsbildes fördert, sind beruflich bedingte inhalative Noxen. Diese Noxen sind im Bergbau, bei Tätigkeiten mit Sandstrahlarbeiten und Luftverschmutzung genereller Art anzutreffen. Aber auch das Leben in Armut sowie übermäßiger Alkoholgenuss disponieren zu dem Krankheitsbild der COPD.

Ein genetisch gesicherter Faktor zur Entstehung einer COPD und Ausprägung eines Lungenemphysems ist ein erblich bedingter Mangel an Alpha-I-Antitrypsin. Endogene Risikofaktoren für die Entwicklung einer COPD stellen u. a. ein niedriges Geburtsgewicht (Brutkastenkinder), rezidivierende Atemwegserkrankungen während der Kindheit, das Rauchverhalten der Eltern wie auch Umwelteinflüsse dar. Vermutlich spielen auch hier genetische Dispositionen neben anderen Faktoren eine Rolle. Um eine Gewichtung der Risikofaktoren für die Entstehung einer COPD richtig einzuschätzen, muss nochmals betont werden, dass das inhalative Zigarettenrauchen in ca. 80–90% der Fälle die Hauptursache der Krankheitsentstehung darstellt.

Häufig entstehen für den Patienten auffällige Krankheitszeichen erst nach jahrelanger Einwirkung der Noxen. Die ersten Symptome der COPD sind Auswurf und Husten, das Symptom Atemnot wird in der Regel erst in höhergradigen Krankheitsstadien erlebt.

Die Atemnot bei der COPD ist multifaktoriell bedingt. Die chronische Dyspnoe beruht nicht nur auf einem Spasmus der Bronchialmuskulatur, sondern resultiert vor allem aus einer Erschöpfung der überlasteten Atemmuskulatur sowie einem fibrotischen Umbauprozess des Lungengewebes. Schleimhautödem und das gleichzeitige Vorliegen eines zähen Sekretes führen zu einer weiteren Verengung der Bronchien. Darüber hinaus disponieren diese Veränderungen zu rezidivierenden Infekten, was wiederum eine vermehrte Sekretbildung und nochmalige Ödemverstärkung im Bereich der Schleimhaut zur Folge hat.

Die Erschlaffung der Bronchialwand mit exspiratorischer Kollapsneigung und die Abnahme der elastischen Rückstellkräfte der Lunge sind Faktoren, die zur

Überblähung der Lunge beim COPD-Patienten führen. Lungenüberblähung sowie der Verlust an Alveolen und die geometrische Größenzunahme der verbliebenen Alveolen führen zu einer Verschlechterung der pulmonalen Sauerstoffaufnahme.

Unter dem Einfluss anhaltender inhalativer Noxen, insbesondere des inhalativen Zigarettenrauchens, erleidet der an einer COPD erkrankte Patient eine zunehmende Störung der mukoziliären Clearance und auch eine lokale Minderung der immunologischen Abwehr der Bronchialschleimhaut. Dies führt zu bakterieller Kolonisation und Infekten. Die Bronchialschleimhaut verliert Flimmerhärchen (Zilien), die Anzahl schleimbildender Drüsen nimmt jedoch deutlich zu. Dieses Ungleichgewicht bleibt auch nach Wegfallen der inhalativen Noxen bestehen. Der vermehrte Bronchialschleim bietet bakteriellen und viralen Infekten einen idealen Nährboden. Diese Infekte unterhalten die chronische Entzündung der Bronchialschleimhaut zusätzlich.

Die Unterbrechung der unguten Verbindung von Bronchialobstruktion und „Schleimproblematik" bestimmt die Schwere und die Prognose des Krankheitsverlaufs. Die Aufgabe des inhalativen Zigarettenrauchens ist in jedem Fall unabdingbare Voraussetzung, den Krankheitsverlauf „abzubremsen". Darüber hinaus können gerade in diesem Bereich physiotherapeutische Behandlungen eine großartige Erleichterung für die betroffenen Patienten bedeuten. Die Physiotherapie zielt ab auf bessere Mukolyse, effektivere Husten- und Atemtechniken wie auch auf eine Steigerung der körperlichen Belastbarkeit.

Spätfolgen der chronischen Bronchitis sind eine Rechtsherzschwäche (Cor pulmonale), respiratorische Insuffizienz und Ausprägung eines Lungenemphysems. Die chronische Lungenüberblähung sowie die zunehmende Destruktion der Alveolarsepten in Folge der chronisch-entzündlichen Prozesse sind Ausgangspunkte für die Ausprägung eines irreversiblen Lungenemphysems mit Lungenüberblähung.

2.1.3 Lungenemphysem

Das Lungenemphysem stellt eine irreversible Erweiterung der distalen Atemwege und Alveolen dar und geht einher mit einer Destruktion der Bronchialwände. Ein Lungenemphysem kann sowohl klinisch vermutet als auch radiologisch und durch

Lungenfunktion diagnostiziert werden. In der Regel ist das Ausmaß der Dyspnoe Leitsymptom für das Vorhandensein des Lungenemphysems.

Bei der Inspektion des Patienten finden sich folgende Hinweise auf ein Lungenemphysem:
▷ fassförmiger Thorax
▷ geringe Atemexkursion bei tief stehendem Zwerchfell
▷ erweiterte Interkostalräume
▷ Annäherung der unteren Thoraxapertur an das knöcherne Becken
▷ glockenförmiger Thorax in Folge des verstärkten Einsatzes der Atemhilfsmuskulatur
▷ Ausbildung eines sahlischen Venenkranzes im Bereich der ventralen Thoraxapertur
▷ Emphysemkissen beidseits über den Schlüsselbeinen
▷ hypersonorer Klopfschall über den Lungen
▷ leises Atemgeräusch.

Eindeutig zu stellen ist die Diagnose durch die Kombination des radiologischen, klinischen und lungenfunktionellen Befunds einschließlich der Blutgase. Die Lungenfunktion zeigt eine charakteristische Änderung der Flussvolumenkurve im Atemstoßtest mit starker Reduktion der frühexspiratorischen Flussraten. Das FEV1 sowie die Vitalkapazität sind reduziert. Die totale Lungenkapazität kann aufgrund der Lungenüberblähung vermehrt sein *(s. Abb. 1.6)*. Die Blutgase zeigen häufig eine Verminderung des Sauerstoffpartialdrucks, manchmal zusätzlich auch eine Erhöhung des Kohlendioxidpartialdrucks *(s. Abb. 1.5, innere Kurve)*.

Beim bullösen Lungenemphysem findet sich ein grobblasiger Umbau des Lungengewebes. Die bullösen Veränderungen können sowohl diffus über die Lunge verteilt als auch in bestimmten Lungenabschnitten, vor allem in den Lungenspitzen, konzentriert sein.

Im Bereich der Lungenspitzen können die Bullae durch einen chirurgischen Eingriff abgetragen werden. Komplikationen des bullösen Lungenemphysems sind schwere Infektionen im Bereich der Bullae oder eine Ruptur der blasigen Veränderungen, die meistens zu einem einseitigen Totalpneumothorax führen.

2.1.4 Cor pulmonale

Das fortgeschrittene Lungenemphysem führt über die Reduktion der Lungenkapillaren zu einer Druckerhöhung im Lungenkreislauf, um weiterhin eine bedarfsgerechte Blutmenge durch die Lunge pumpen zu können. Dies bedingt eine Druckerhöhung in der rechten Herzkammer. Folge dieser Druckerhöhung ist die Zunahme der Dicke und Masse der Rechtsherzmuskulatur sowie später eine Aufweitung der rechten Herzhöhlen. Diesen Zustand beschreibt das Cor pulmonale. Mit Ausprägung des Cor pulmonale besteht ein sicheres Zeichen für eine schwerwiegende Störung der pulmonalen Funktion sowie auch der kardiopulmonalen Leistungsfähigkeit. Das Cor pulmonale mit dem Hochdruck im Lungenkreislauf und im rechten Herzen wirkt auf den ganzen Organismus zurück.

Häufig weisen diese Patienten eine erhebliche respiratorische Partialinsuffizienz im Sinne einer chronischen Sauerstoffuntersättigung des Blutes auf. Die permanente Sauerstoffinsufflation kann eine Krankheitsprogredienz aufhalten. Diese Sauerstofflangzeittherapie muss wenigstens über 12 bis 16 Stunden pro Tag von dem Patienten durchgeführt werden.

Weitere Komplikationen der chronischen Bronchitis stellen insbesondere bei älteren Patienten Bronchopneumonien mit häufig letalem Ausgang bzw. chronisch-deformierende bronchitische Veränderungen mit Ausprägung von Bronchiektasen insbesondere beim früheren Beginn der chronischen Bronchitis (Rauchverhalten bei Jugendlichen) dar.

2.1.5 Bronchiektasen

Bronchiektasen sind irreversible Erweiterungen kleiner und mittelgroßer Bronchien mit chronischer Entzündung der Bronchialschleimhaut und des umgebenden Lungengewebes. Bedingt durch frühzeitige Antibiotikatherapie findet sich die Bronchiektasenkrankheit heute in den zivilisierten Ländern eher selten. Für den Rückgang der Erkrankungshäufigkeit werden die flächendeckenden Impfungen insbesondere gegen Masern und Keuchhusten verantwortlich gemacht. Mit Rückgang dieser Kindererkrankungen sind auch die sonst häufig nachfolgenden schweren Atemwegsinfektionen im frühen Kindesalter nicht mehr anzutreffen. Darüber hinaus findet sich in den zivilisierten Ländern auch ein Rückgang der Tuberkulose-Erkrankungen. Die eventuellen Neuerkrankungen an Tuberkulose werden einer effektiven medikamentösen Kombinationstherapie zugeführt. Diese garantiert eine effektive Ausheilung der Erkrankung ohne Spätschäden.

Generell ist anzumerken, dass jegliche langwierigen Infektionen im Bereich der Atemwege zu einer vermehrten bronchialen Hyperreagibilität, deformierenden bronchitischen Veränderungen und letztlich zu Bronchiektasen führen können. Auch bei der Bronchiektasenkrankheit stellt die mukolytische Problematik der Patienten bei häufigem Sekretstau und daraus resultierenden rezidivierenden Infekten das eigentliche Problem der Erkrankung dar.

Durch häufige Antibiotikagaben bei rezidivierenden Infekten ist bei den Patienten nicht selten eine Dauerbesiedlung des Bronchialsystems mit Pseudomonas-Bakterien gegeben. Eine Antibiotikatherapie muss dieses besondere Keimspektrum unbedingt berücksichtigen.

2.1.6 Mukoviszidose

Die Mukoviszidose ist eine autosomal-rezessiv vererbliche Stoffwechselerkrankung. Etwa 5 % der Bevölkerung sind heterozygote Genträger. Bei der Mukoviszidose handelt es sich um eine generalisierte Erkrankung der schleimproduzierenden bzw. exokrinen Drüsen. Klinisch äußert sich die Erkrankung durch einen hohen Elektrolytgehalt im Schleim. Dieser Umstand wird auch zu diagnostischen Zwecken genutzt. Die Bauchspeicheldrüse ist in Form der Pankreasinsuffizienz und zystischen Pankreasfibrose betroffen. Die lebenslimitierende Manifestation ist jedoch die bronchiale Beteiligung.

Das abnormale, zähe Sekret, welches bei Patienten mit Mukoviszidose in den Organen gebildet wird, stellt das Hauptproblem der Erkrankung dar. Infolge der zähen Sekretbildung mit Sekretstau im Bereich der Bronchien kann es bereits in den ersten Tagen nach der Geburt zu schweren Infektionen im Bereich der Atemwege kommen, sodass schon in den ersten Lebenstagen entstehende Pneumonien keine Seltenheit darstellen.

Im histologischen Schnitt der schleimbildenden Drüsen des Bronchialsystems ist das Vollbild der muköse Transformation sichtbar, die Ausführungsgänge sind verstopft und erweitert, die Drüsen kleinzystisch umgestaltet. Zusätzlich besteht eine Bewegungsstörung der Flimmerhärchen. Im weiteren Krankheitsverlauf entstehen an den Wänden der irreversibel erweiterten Bronchien destruierende, entzündliche Prozesse. Diese führen zu einer generalisierten Bronchiektase in sämtlichen Lungenabschnitten.

Daneben entstehen im Rahmen von Abheilungsvorgängen bei chronisch-entzündlichen Prozessen Narbenbildungen, verbunden mit benachbarten lokalen Emphysembildungen und minderbelüfteten Lungenarealen (lobuläre Atelektasen). Ähnlich einem Schwamm stellt die Lunge mit den Lungenbläschen ein Organ mit einer enormen Oberfläche und Elastizität dar. Wird der Schwamm durch lokale Narbenbildungen zusammengezogen, so entstehen in den porösen Hohlräumen der Umgebung größere höhlenartige Veränderungen (lokales Emphysem). Häufig besteht zusätzlich eine schleimig-eitrige Sinusitis bei Polypenbildung der Nasennebenhöhlen und der oberen Atemwege.

Wie auch bei der COPD führt bei der Mukoviszidose die Destruktion des Lungenparenchyms mit Bronchiektasen zur progredienten Reduktion der Atemaustauschfläche. Resultat ist letztlich eine kardiopulmonale Insuffizienz (Cor pulmonale).

Früher erreichten die mukoviszidosekranken Kinder selten ein Alter von 10 bis 12 Jahren. Heute, unter suffizienter Antibiotikatherapie, permanent begleitender physiotherapeutischer Therapie und Einsatz anderer Hilfsmittel, erreichen die erkrankten Patienten auch das Erwachsenenalter. Nach wie vor ist die reduzierte Lebenserwartung bei Mukoviszidose Folge der pulmonalen Komplikationen aufgrund der zunehmenden Destruktion des Lungengewebes.

2.2 Interstitielle Lungenerkrankungen

Unter den interstitiellen Lungenerkrankungen werden Lungenparenchymerkrankungen subsummiert, die sämtliche Formen der Entzündungen der Alveolen sowie fibrosierende Lungengerüsterkrankungen, granulomatöse Lungenerkrankungen (z. B. Sarkoidose in fortgeschrittenen Erkrankungsstadien) und Lungenmanifestationen bei rheumatischen Erkrankungen umfassen.

Es ist eine Besonderheit der Lunge, auf unspezifische Reize, die durch eine Vielzahl von Noxen verursacht werden können, zunächst eine spezifische Abwehrreaktion zu entfalten. Bei weiterer Einwirkung der Noxen, nicht selten aber auch als Folge der einmal angestoßenen entzündlichen Veränderung, ohne dass die Noxe weiter einwirken muss, besteht die entzündliche Abwehrreaktion der Lunge fort. Die Abwehrreaktion mündet in eine narbige, verhärtende interstitielle Lungenerkrankung. Noxen, die diese Veränderungen verursachen können, sind Infektionen durch Bakterien, Mykoplasmen, Chlamydien, Viren und Pilze. Auch ionisierende Strahlungen (Strahlenpneumonitis bei Nachbestrahlung nach operiertem Mammakarzinom) wie auch Inhalation toxischer Substanzen (Herbizide, Insektizide, Imprägnierungssprays, Gase, Dämpfe, Zinknebel, Schweißrauch) oder Arzneimittel und höchstwahrscheinlich auch Mikroaspirationen bei gastroösophagealem Reflux führen zu narbig-interstitiellen Veränderungen der Lunge.

Häufig gelingt es nicht, die eigentliche Ursache der entstandenen Fibrose zu diagnostizieren. Wie auch bei allergischem Asthma ist die Meidung (Karenz) auslösender Noxen ein wichtiges Therapieprinzip, insbesondere bei der allergischen Alveolitis. Medikamentös wird vor allem mit Kortikosteroiden, seltener mit immunsuppressiven Pharmaka therapiert. Bei respiratorischer Insuffizienz mit Sauerstoffmangel hilft die Sauerstofflangzeittherapie.

2.3 Thoraxwanderkrankungen

2.3.1 Kyphoskoliose

Kyphoskoliosen stellen die häufigste Wirbelsäulendeformität dar und treten in einer Häufigkeit von vier auf 1000 Personen auf. Es werden verschiedene Ursachen der Kyphoskoliose unterschieden: neurologische, myogene oder traumatische Veränderungen und vor allem Poliomyelitis-Infektionen führen zu Kyphoskoliosen. Das weibliche Geschlecht ist in einem Verhältnis von vier zu eins von dieser Erkrankung betroffen. Außerdem werden familiäre Häufungen der idiopathischen Form von Kyphoskoliose angetroffen.

Lungenfunktionell wirken sich kyphoskoliotische Wirbelsäulenveränderungen in einer restriktiven Ventilationsstörung aus, die totale Lungenkapazität und weitere statische Lungenvolumina sind erniedrigt.

Im jüngeren Lebensalter vor Abschluss des Wachstums sind die betroffenen Patienten in der Regel asymptomatisch. Mit Erreichen eines höheren Lebensalters treten Leistungsminderung, Dyspnoe bei körperlicher Belastung und letztlich auch zyanotische Veränderungen als Folge der restriktiven Ventilationsstörung auf. Neben der sichtbaren restriktiven Ventilationsstörung aufgrund der kyphoskoliotischen Deformität führen diese knöchernen Veränderungen zu Störungen der arteriellen Blutgase. Mit zunehmender Erschöpfung der Atemmuskulatur werden steigende CO_2-Werte bei den betroffenen Patienten beobachtet. Diese Veränderung stellt ein Alarmsignal dar und ist in der Regel Indikation zur Durchführung einer entsprechenden Heimbeatmung bei zunehmender Erschöpfung der Atemmuskulatur.

2.3.2 Trichterbrust

Die Gründe für das Entstehen einer Trichterbrust sind nicht bekannt, eine familiäre Häufung dieser Asymmetrie des Thorax ist nicht gegeben. Vermehrt kommen solche Thoraxdeformitäten allerdings im Zusammenhang mit erblichen Erkrankungen wie Bindegewebsanomalien und Marfan-Syndrom vor. Der Schweregrad der Veränderung wird radiologisch ermittelt, indem in der Thoraxseitenaufnahme der Abstand zwischen Sternum (Brustbein) und Wirbelsäule errechnet wird.

Patienten mit Trichterbrust sind seltener von Atemnot, Belastungsdyspnoe und zyanotischen Veränderungen betroffen. Aufgrund der mechanischen Einengung werden lungenfunktionell restriktive Veränderungen beobachtet. Hinweise für eine Gasaustauschstörung finden sich auch bei schweren Trichterbrustveränderungen selten.

2.4 Pleuraschwarten, Zwerchfelllähmung, Morbus Bechterew, Bronchialkarzinom

2.4.1 Pleuraschwarten

Pleuraschwarten sind bindegewebsreiche Verdickungen und Verwachsungen von Rippen- und Lungenfell. Ursache sind die Rippen-Lungenfell-Entzündung (Pleuritis) oder entzündliche Beteiligungen der Pleura bei Lungenentzündungen. Ganz besonders begünstigt werden Pleuraschwarten durch Pleuraergüsse, welche bei ungenügender Resorption bindegewebig durchbaut werden. Insbesondere nach dem zweiten Weltkrieg führten die sich über Jahre hinziehenden Heilungsverläufe von Lungentuberkulosen häufig zur Schwartenbildung im Bereich von Lunge und Herz. Auch hier führten Pleuraergüsse bei ungenügender Resorption zu einer Verschwartung, teilweise mit erheblichen Verkalkungen und Fesselungen der Lunge wie auch des Herzens.

Große Pleuraschwarten führen über die Fesselung der Lunge zu restriktiven Ventilationsstörungen *(siehe Abb. 1.4).*

Weitere Gründe zur Entwicklung einer Pleuraschwarte sind Lungenembolien, die ebenfalls über einen Reiz zunächst zu einem Pleuraerguss führen, um dann im weiteren Verlauf auch mit einer schwartigen Defektheilung und Fesselung der Lunge abklingen zu können.

Alle Pleuraergüsse können sekundär bakteriell besiedelt werden. Es entsteht dann ein eitriges Pleuraempyem. Dieses muss durch Punktion, Drainage oder chirurgische Maßnahmen entfernt werden. Eine Ausheilung ohne diese Maßnahmen führt zur Defektheilung mit großen Pleuraschwarten und Fesselung der Lunge. Diese kann sich somit nicht voll ausdehnen, es resultiert eine restriktive Ventilationsstörung mit den schon genannten Folgen.

Auch die Herzinsuffizienz kann zu Pleuraergüssen führen. Meist werden diese Ergüsse vollständig nach Besserung der Pumpleistung des Herzens wieder resorbiert, ohne dass sich eine entsprechende Pleuranarbe im Sinne einer Schwarte ausbildet. Maligne Tumore stellen die häufigste Ursache von eiweißhaltigen Pleuraergüssen dar. Ursache maligner Pleuraergüsse sind von der Pleura ausgehende Tumoren wie das Pleuramesotheliom oder pleurale Metastasen anderer Organtumore (Mammakarzinom, Ovarialkarzinom, Pankreaskarzinom). Die malignen Pleuraergüsse können ein Volumen von mehreren Litern annehmen. Durch Drainageverfahren werden die Pleuraergüsse entfernt und die vom Erguss komprimierte Lunge wieder entfaltet. Durch gezielte Verklebungsmaßnahmen (Pleurodese) kann das erneute Entstehen maligner Pleuraergüsse verhindert werden.

2.4.2 Zwerchfelllähmungen

Zwerchfelllähmungen mit entsprechendem Zwerchfellhochstand waren zum Zeitpunkt der Nachkriegs-Tuberkulose-Ära eine häufige Folge von operativen Quetschungen des Nervus phrenicus. Dieser Eingriff sollte über die resultierende einseitige Minderbelüftung der tuberkulosekranken Lunge die Abheilung der Tuberkulose begünstigen. Bessere Behandlungsverfahren standen nicht zur Verfügung. Die Folgen der durchgeführten Operationen sind heute noch bei den betroffenen Patienten sichtbar und führen zu höhergradigen Funktionseinschränkungen.
Weitere Ursachen für Zwerchfelllähmungen sind Verletzungen der Halswirbelsäule, virale Infekte, diabetische Neuropathie, maligne Tumoren und Lymphknotenmetastasen im Mediastinum sowie operative Schädigungen zum Beispiel durch Bypass-Operationen am Herzen.
Eine Zwerchfelllähmung mit Zwerchfellhochstand kann zu einer restriktiven Ventilationsstörung führen. Die Patienten leiden unter mukolytischen Problemen und dem Gefühl, den Schleim nicht mehr richtig expektorieren zu können. Zudem besteht Belastungsluftnot und vermehrter Räusperzwang.

2.4.3 Morbus Bechterew

Der Morbus Bechterew stellt eine Besonderheit im Rahmen der pulmonalen Manifestationen einer primären Skeletterkrankung dar. In fortgeschrittenen Stadien führt die ankylosierende Spondylitis der Brustwirbelsäule zu einer zunehmenden Starre des Thoraxskelettes in Inspirationsstellung. Diese Starre des Thorax führt zu ausgeprägten restriktiven Ventilationsstörungen und Fokalüberblähungen der Lunge mit Belastungsdyspnoe infolge respiratorischer Partialinsuffizienz.

Als weitere Komplikation und Besonderheit bei Morbus Bechterew können sich aber auch im Bereich des Lungenparenchyms charakteristische Veränderungen ausprägen, die radiologisch einer Tuberkulose nicht unähnlich sind. Erst durch den diagnostischen Einsatz der Bronchoskopie mit transbronchialer Biopsie und Lavage wird ermöglicht, auch hier die Differentialdiagnose sicher zu stellen.

2.4.4 Bronchialkarzinom

Das Bronchialkarzinom ist der häufigste bösartige Tumor des Mannes und betrifft auch zunehmend das weibliche Geschlecht. Das Bronchialkarzinom stellt die dritthäufigste Todesursache in der Mortalitätsstatistik dar und dürfte als Folge des inhalativen Zigarettenrauchens in den 1950er, 60er und 70er Jahren und der jetzt zu beobachtenden Renaissance des Zigarettenrauchens unter den Jugendlichen auch weiterhin zunehmen. Die häufigste Ursache für das Bronchialkarzinom ist wie auch bei der COPD das inhalative Zigarettenrauchen. Selten entstehen bösartige Atemwegstumore durch berufliche oder umweltbedingte Einflüsse. Insbesondere das weibliche Geschlecht hat durch Angleichen der Rauchgewohnheiten bei der Entwicklung des Bronchialkarzinoms „aufgeholt".
Auch bei der Entstehung des Bronchialkarzinoms werden genetische Dispositionen angenommen. Da in den meisten Fällen Raucher und Exraucher ein Bronchialkarzinom entwickeln, sind die Symptome Husten und Auswurf uncharakteristische Krankheitszeichen. Sie treten ja auch bei der meist begleitenden COPD auf. Somit wird das Bronchialkarzinom oft erst spät und in einem schon inoperablen Zustand entdeckt. Häufig sind die Patienten auch aufgrund der Einschränkungen ihrer Lungenfunktion infolge der begleitenden COPD nicht mehr operabel.
In jedem Fall sollte – außer beim kleinzelligen Bronchialkarzinom – ein operatives Vorgehen versucht werden, wenn es Lungenfunktion und auch der Allgemeinzustand sowie die Tumorlokalisation des Patienten zulassen.
Weitere Möglichkeiten, den entstandenen Lungentumor wirkungsvoll zu bekämpfen, sind die Chemotherapie und die Strahlentherapie. Beide Therapieformen bewirken in aller Regel eine Tumorreduktion mit Verlängerung der Lebenserwartung. Es ist jedoch nach wie vor die Ausnahme, durch die Anwendung der Strah-

len- und Chemotherapie ein Bronchialkarzinom zu heilen und eine normale Lebenserwartung zu erzielen.

Tumore, welche die Luftröhre oder große Bronchien stark einengen, können mit Hilfe der Brachytherapie angegangen werden. Hierbei wird über ein Bronchoskop eine drahtähnliche Bestrahlungsquelle in das betroffene Tumorareal eingebracht und eine sehr intensive Kleinraumbestrahlung unmittelbar am Tumor durchgeführt. Diese Bestrahlungsform hat in aller Regel palliativen Charakter. Sie ist unkompliziert und ohne stationären Aufenthalt durchführbar und bewahrt den betroffenen Patienten vor dem Erstickungstod.

Klinisch auffallend bei Patienten mit Bronchialkarzinomen ist häufig ein Gewichtsverlust, ein anämisch-blasses Hautkolorit und nicht selten auch neben den unspezifischen Symptomen wie Husten und Auswurf eine Blutbeimengung im ausgehusteten Sputum.

Bei einigen Tumormanifestationen wie auch bei Ausprägung anderer pulmonaler Erkrankungen imponieren uhrglasförmige Umgestaltungen der Fingernägel, die auf ein (häufig bösartiges) Krankheitsgeschehen im Bereich der Atmungsorgane hinweisen können.

Bei der Operation des Bronchialkarzinoms können physiotherapeutische Maßnahmen den Patienten auf die unmittelbar postoperative Phase vorbereiten. Bei zu erwartenden Schmerzen nach einem thoraxchirurgischen Eingriff muss erlernt werden, das Bronchialsekret zu mobilisieren. Die richtigen Atemtechniken sind zu erlernen. Die postoperative Physiotherapie verbessert die Lungenfunktion und fördert die Mobilisation des Patienten.

3 Obstruktive Atemwegserkrankungen

Peter Stutz

3.1 In der physiotherapeutischen Praxis mögliche Ein- und Abschätzungen des Schweregrades einer obstruktiven Atemwegserkrankung

Patienten mit obstruktiven Atemwegserkrankungen wie Asthma bronchiale, COPD und Lungenemphysem werden in der physiotherapeutischen Praxis häufig behandelt. Gerade diese Krankheiten bieten sich für physiotherapeutische Behandlung an. Die Patienten nehmen dankbar physiotherapeutische Verfahren an, die es ihnen ermöglichen, durch eigenes Zutun ihre Situation zu verbessern, zumal diese im Folgenden demonstrierten Techniken und Übungen auch im häuslichen Umfeld ohne größeren Aufwand fortgeführt werden können.

Fast immer liegen bei Patienten, die mit den oben erwähnten Erkrankungen in der physiotherapeutischen Praxis vorsprechen, höhergradige Krankheitsstadien vor, sodass stets eine medikamentöse Dauertherapie gegeben ist.

Vor Beginn einer physiotherapeutischen Behandlung sollte sich der Therapeut ein Bild von der kardio-pulmonalen Einschränkung des Patienten verschaffen. Dies kann sehr einfach mit einer Peak-Flow-Messung und/oder einem Sechs-Minuten-Gehtest geschehen.

Peak-Flow-Messung

Mit dem Peak-Flow-Meter wird der exspiratorische Spitzenfluss (PEF) gemessen. Die Messung ist eine Aussage über die aktuelle Weite der Bronchien bei Obstruktion.

Nach einer tiefen Einatmung wird in ein kleines Gerät ausgeatmet, auf einer Skala ist der Spitzenfluss abzulesen, mit vorangehenden Werten zu vergleichen oder bei regelmäßiger Anwendung für eine Verlaufskontrolle zu nutzen. Werte unter 200 l/min werden eine erhebliche Einschränkung der Belastbarkeit mit sich bringen (s. auch S. 15).

Sechs-Minuten-Gehtest

Eine ausgemessene Gehstrecke in der Ebene (z. B. 10 m Flur oder 50 m Bürgersteig) geht der Patient sechs Minuten lang. Dokumentiert werden Tag und Uhrzeit, die gegangene Strecke in Metern, die Pausen, die evtl. einlegt werden müssen, und die Zeit, also sechs Minuten, es sei denn der Gehtest muss vorher abgebrochen werden, dann wird Abbruch nach z. B. vier Minuten und 20 Sekunden vermerkt. Außerdem wird dokumentiert, ob der Patient ein Hilfsmittel wie einen Rollator benutzt. Bei Sauerstoffabhängigkeit wird die Höhe und die Form (portable Flasche, die getragen oder gezogen wird, oder Schlauch) der Sauerstoffzufuhr vermerkt.

Wichtig für die Durchführung verschiedenster Therapieprinzipien, vor allem bei der autogenen Drainage, ist die Kenntnis des Equal Pressure Point.

Equal Pressure Point (EPP)

Luft strömt auf Grund von Druckdifferenzen stets vom höheren zum niedrigeren Druck. Beim Ausatmen fällt der Bronchialdruck (Pbr) vom hohen intraalveolaren Druck zum niedrigen Atmosphärendruck ab. Dabei entsteht in den Bronchien eine Stelle, an der Pbr gleich dem Druck des umgebenden Lungengewebes ist, der dem Pleuradruck (Ppl) entspricht. Diese Stelle wird Punkt gleichen Druckes = Equal Pressure Point (EPP) genannt. Mead et al. unterteilen die Atemwege in zwei Abschnitte. Im stromabwärts in Richtung Mund gelegenen Abschnitt ist Pbr kleiner als Ppl, so dass die Atemwege komprimiert werden. Das behindert den Ausatemstrom und den Sekrettransport. Stromaufwärts vom Punkt gleichen

Druckes, d. h. in Richtung zu den Alveolen, bleiben die Atemwege offen, weil Pbr größer ist als Ppl.

3.2 Überblick über die medikamentöse Therapie bei obstruktiven Atemwegserkrankungen

Für die vom Arzt festzulegende medikamentöse Therapie kommt es sehr darauf an, welches Krankheitbild therapiert werden soll.

Beim *Asthma bronchiale* handelt es sich um eine Verengung der Atemwege durch Bronchospasmus und bronchiale Schleimhautschwellung verbunden mit vermehrter Produktion zähen Schleims. Die Atemwegsobstruktion ist primär anfallsartig und durch medikamentöse Therapie reversibel. Der muskuläre Bronchospasmus kann unmittelbar durch Pharmaka der Gruppe ß-Sympathomimetika (Betarezeptoren stimulierende Wirkung) abgeschwächt werden. ß-Sympathomimetika sind chemisch dem Adrenalin verwandt.

Während bis 1992 nur kurz wirksame ß-Sympathomimetika zur Verfügung standen (Hauptvertreter Salbutamol und Terbutalin) stellte die Einführung von lang wirksamen ß-Sympathomimetika wie z. B. Formeterol und Salmeterol mit einer Wirkungsdauer von 12 bis 24 Stunden einen großen Therapiefortschritt dar. Mit diesen Substanzen ist es möglich, den Patienten durch zweimal tägliche Inhalationen wirkungsvoll über 24 Stunden zu schützen.

Auch wenn ß-Sympathomimetika eine sofortige und gute Stabilisierung wie auch klinisch eine Besserung des Krankheitsbildes Asthma bronchiale bewirken, muss beachtet werden, dass durch alleinige Gabe der ß-Sympathomimetika nur die Obstruktion der Atemwege kontrolliert wird. Die entzündliche Komponente wird durch Inhalation dieser Medikamente nicht beeinflusst, schreitet somit bei alleiniger Anwendung dieser Medikamente fort und verschlimmert das Krankheitsbild langfristig. Daher ist es unerlässlich – das gilt insbesondere auch für Kinder, die von der Erkrankung Asthma bronchiale betroffen sind – eine antientzündliche Medikation, vorzugsweise ebenfalls über Inhalationstherapie, durchzuführen.

Bis zum heutigen Tage sind topisch anzuwendende, d. h. inhalierbare Kortikosteroide ein hervorragendes Mittel, die entzündliche Genese dieser Erkrankung wirkungsvoll zu kontrollieren. Die Nebenwirkungen der topischen (inhalierbaren) Kortikosteroide sind sowohl im Kindesalter als auch bei jahrzehntelanger Anwendung bei Erwachsenen sehr gering. Nur bei schwerer Ausprägung asthmatischer Beschwerden ist eine Zusatzmedikation mit Theophyllin oder auch Leukotrienantagonisten sinnvoll.

Kortikosteroide in Form von Injektionslösungen oder oralen Präparaten (systemische Kortikosteroide) werden erst bei Versagen der Inhalationstherapie zusätzlich eingesetzt. Dies insbesondere beim akuten schweren Asthmaanfall oder bei Patienten, die zur Kontrolle der asthmatischen Symptomatik eine höhere Kortikosteroiddosis benötigen. Es resultiert eine verstärkte antiinflammatorische und antiobstruktive Wirkung, insbesondere auch bei Verschlechterung der Erkrankung durch begleitende virale und bakterielle Infekte.

Systemische Kortikosteroide rufen dosisabhängig eine Vielzahl negativer Begleiterscheinungen hervor. Diese Nebenwirkungen können den Verlauf der obstruktiven Atemwegserkrankungen komplizieren. So führt die kortikosteroid-induzierte Osteoporose zu Rippen- oder Wirbelkörperfrakturen, Veränderungen der Augenlinsen, Hautveränderungen und Magen- bzw. Zwölffingerdarmgeschwüren und Schwächungen des Immunsystems. Zusätzlich können systemische Kortikosteroide über eine muskelabbauende Nebenwirkung die Ateminsuffizienz der betroffenen Patienten verschlechtern. Der Einsatz dieser aufgrund ihrer hervorragend antientzündlichen Wirkung häufig unverzichtbaren Pharmaka muss aufgrund der potenziellen Nebenwirkungen streng indiziert und kontrolliert werden.

Inhalierbare ß-Sympathomimetika können bei Überdosierung Muskeltremor, Muskelkrämpfe, Tachykardien und Kopfschmerzen auslösen. Die Muskelkrämpfe finden sich z. B. im Bereich der Daumengrundgelenke, der Finger und der Zehen. Sie werden durch eine Abnahme des intrazellulären Kaliums ausgelöst und sind durch Kalium-Magnesium-Substitution beherrschbar. Häufig reicht es aus, dem Patienten den Rat zu geben, unter der Medikation täglich wenigstens eine Banane zu essen, da gerade die Bananen diese Mineralien in ausreichendem Maße enthalten.

Theophylline steigern die mukoziliäre Clearance, die Kraft der Atemmuskulatur und den Atemantrieb. Zusätzlich sind sie auch antiinflammatorisch wirksam. Theophylline haben ein sehr enges therapeutisches Spektrum und können bereits in „normaler" Dosierung bei entsprechend empfindlichen Patienten zu Übelkeit, Erbrechen, Schlafstörungen und Verstärkung von Herzrhythmusstörungen als auch psychischen Unruhezuständen führen. Überdosierungen von Theophyllin führen zu einer verstärkten zerebralen Krampfneigung, sodass sich der Einsatz dieser Medikation bei Patienten mit Epilepsien generell verbietet.

Leukotrienantagonisten sind Reservemedikamente beim Asthma bronchiale. Sie weisen geringe Nebenwirkungen wie Durst oder Verstärkung von Bewegungsdrang auf.

Prinzipiell werden die oben genannten Medikamente mit Ausnahme der Leukotrienantagonisten auch zur *Therapie der COPD* verwendet. Zusätzlich werden bei der COPD Anticholinergika (Ipratropiumbromid, Oxitropiumbromid, Tiotropiumbromid) eingesetzt. Anticholinergika reduzieren den muskulären Bronchospasmus über die Blockade von bronchialen Muskarin-Rezeptoren. Sie sind fast immer gut verträgliche Substanzen, können aber im Einzelfall zu einer Erhöhung des Augeninnendruckes bei vorhandenem Glaukom (grüner Star) sowie verstärkten Miktionsbeschwerden bei Prostatahypertrophie führen.

Erfahrungsgemäß tragen die Anwendungen dieser Medikamente bei der Therapie der COPD zu einer besseren Bronchospasmolyse und zu einer Verminderung der mukolytischen Probleme bei. Damit führen sie zu einer Besserung der Lungenfunktion und so zur Stabilisierung der eingeschränkten kardiopulmonalen Leistungsfähigkeit.

4 Atemtherapie

Mechthild Brocke

4.1 Einführung

Atemtherapie im Rahmen der Physiotherapie ist eine flankierende Maßnahme zur medikamentösen Therapie. Sie wird in Absprache mit dem Arzt auf den Krankheitszustand des Patienten abgestimmt. Die Behandlung eines Asthmatikers mit beschwerdefreiem Intervall erfordert völlig andere Techniken als die Behandlung eines schwer erkrankten, sauerstoffabhängigen Emphysematikers, der nur noch einen kleinen Bewegungsradius hat.
Atemtechniken werden dem Schweregrad der Erkrankung und der aktuellen Krankheitssituation angepasst. Entsprechend werden aktive Techniken, passive Maßnahmen oder apparative Atemhilfen eingesetzt. Ebenso erhält der Patient ein Notfallprogramm, mit dem er sich in Atemnotsituationen helfen kann. Er bekommt aber auch ein auf seine Probleme zugeschnittenes persönliches Übungs- oder sogar Trainingsprogramm.
Die Kenntnis der Lebensumstände des Patienten, ein genauer Befund und „grünes Licht" des behandelnden Arztes bezüglich Herz und Kreislauf belastender Maßnahmen leiten eine gute Atemtherapie ein.
In der freien Praxis werden wir mit verschiedenen Atemwegserkrankungen konfrontiert. Die häufig auftretenden Krankheitsbilder sind auf den Seiten 21–35 beschrieben. Wir müssen wissen, welche pathophysiologischen Formen der Atmung für die einzelnen Erkrankungen typisch sind. Dazu sind Kenntnisse der Physiologie, Anatomie und Pathophysiologie der Lunge, aber auch der Lebens-

situation des Patienten nötig. Die Physiotherapie orientiert sich an der Pathophysiologie der Krankheit. Wenn wir das im Prinzip erkennen, können wir mit Fantasie und Fingerspitzengefühl aus den vielen Techniken der Physiotherapie auswählen und sie den Bedürfnissen und Wünschen der Patienten anpassen. Auch die Information des Patienten über die Wertigkeit und Wirkung der Physiotherapie ist neben der Motivation ein wesentlicher Bestandteil der Behandlung.

Atmung ist Bewegung, die beste Atemtherapie ist Bewegungstherapie, Bewegung fehlt aber den meisten unserer Patienten, oder sie ist stark eingeschränkt. Die Luft für die erhöhte Muskelarbeit fehlt ihnen, somit lassen Muskelkraft und Beweglichkeit der Gelenke nach, und die pulmonale Leistung geht noch mehr zurück. Wieder Freude an der Bewegung zu finden, sie zu ermöglichen und die Belastbarkeit zu steigern, sollten – allgemein gesprochen – die Behandlungsziele sein. Für einen schwer kranken Emphysematiker, der nur noch sitzt oder liegt, ist es ein großer Erfolg, wenn er sich wieder in seiner Wohnung bewegen, 100 oder 150 Meter gehen und leichte Arbeiten im Haushalt erledigen kann. Die Physiotherapeutin kann ihn mit Atemtechniken, Bewegung, Belastung und viel Motivation durchaus in diese Situation bringen.

4.2 Atembefund

Die Behandlung beginnt mit der Befunderhebung. Der Befund erfragt das Wesentliche und kann und muss im Verlauf der Behandlung ergänzt werden, um den Behandlungsverlauf zu dokumentieren. Zusätzlich dient er als Gedächtnisstütze für die Entwicklung des Physiotherapieprogramms.

Wichtig ist die Schilderung des Patienten über seinen Krankheitszustand. Wann haben die Beschwerden begonnen, welche Beschwerden hat er, was stört und beeinträchtigt seinen Alltag am meisten? Die Frage nach den verordneten Medikamenten gehört ebenso in den Befund wie die nach einer Langzeitbehandlung mit Kortison (Hinweis auf eine mögliche Osteoporose). Medikamente, die inhaliert werden müssen, erfordern ausführliche Anleitung für die richtige Inhalation mit dem elektrischen Vernebler oder dem Dosieraerosol, die dann im Verlauf der nächsten Behandlungen erfolgt.

4.2 Atembefund

Bei diesem ersten Gespräch mit dem Patienten werden viele wichtige Dinge registriert: Atemmuster, Atemnebengeräusche, sein Gesichtsausdruck, ggf. Trommelschlegelfinger, seine Hautfarbe, eventuell auch schon sein Hustenverhalten. Hat er produktiven oder unproduktiven Husten, produziert er viel Sekret, räuspert er sich häufig? Die Fragen nach seinem Beruf und sportlichen Interessen geben Rückschlüsse auf sein Bewegungsverhalten. Die Diagnose, der Befund des Arztes und eine Kopie der Lungenfunktionsprüfung gehören zum Befund und in die Patientenkarteikarte. Diese Angaben sind für den Beginn der Behandlung erforderlich. Die Inspektion des Brustkorbs, Umfangmessungen, O_2-Messungen, Atemfrequenz, Prüfung der Belastbarkeit und Beurteilung der Atembewegungen können auch noch im Behandlungsverlauf erfolgen und ergänzen den Befund. Therapieablauf, Reaktion des Patienten auf die Behandlung, Heimprogramm und Behandlungserfolge werden im Verlauf der Behandlung im Befundbogen festgehalten (nachfolgend ein Beispiel für einen Befundbogen).

Kapitel 4 — Atemtherapie

Befundbogen für die Atemtherapie

Name: _____

Geb.datum: _____ Beruf: _____

Diagnose: _____ Arzt: _____

Behandlungsbeginn: _____ Therapeut: _____

Beschwerden:

Wie sind die Beschwerden des Patienten bei der Atmung?

Atemnot:
bei der Einatmung .... bei der Ausatmung .... in Ruhe .... anfallsartig ....
am Tage .... nachts .... bei Belastung .... bei Aufregung .... immer ....

Husten:
produktiv .... mit viel Schleim .... mit wenig Schleim .... unproduktiv ....
Reizhusten .... häufiges Räuspern ....

Angst:
Atemnoterlebnis .... Hyperventilation ....
Angst, keine Luft mehr zu bekommen ....

Sonstige Beschwerden:
Schmerzen .... Inkontinenz beim Husten .... Bewegungseinschränkungen ....

Atembefund:

Atemform:
Atemweg: Mund .... Nase ....

Atembewegungen:
abdominal .... kostosternal ....
inspiratorischer Atemhilfsmuskeleinsatz ....
exspiratorischer Bauchmuskeleinsatz ....
Zwerchfell-Thoraxwand-Antagonismus ....
respiratorischer Alternans infolge Atemmuskelermüdung
(Wechsel von Bauch und Brustatembewegungen) ....
inspiratorische Einziehung des Abdomens infolge Zwerchfellmüdung ....
inspiratorische Einziehungen der Interkostalräume ....
inspiratorische, jugulare Einziehungen ....
Nachschleppen einer Thoraxhälfte ....

4.2 Atembefund

Atemfrequenz: Anzahl pro Minute: ....

Atemrhythmus: ....

Atemnebengeräusche: exspiratorisches Giemen und Brummen ....
in- und exspiratorisches Trachealrasseln .... inspiratorischer Stridor ....

Weitere Informationen:

Medikamente: ....

Inhalation: elektrischer Vernebler .... Dosieraerosol ....

Allergien: ....

Hautfarbe: .... **Puls:** .... **Sauerstoffsättigung:** ....

Konstitution:

Oberkörperhaltung: protrahierte, hochgezogene Schultern ....
Rundrücken .... Skoliose ....

Thoraxform: unauffällig .... verändert .... Thorax piriformis ....
Beweglichkeit der Wirbelsäule und der Rippen .... Gang ....
Schonhaltungen .... Kontrakturen .... Trommelschlegelfinger ....

Muskeltastbefund:
Verkürzung: der Mm. pectorales .... der ischiokruralen Muskulatur ....
des M. gastrocnemius ....
Tonuserhöhungen: in der Nackenmuskulatur .... M. levator scapulae ....
M. trapezius .... in der Bauchmuskulatur ....

Belastungstest/Sechs-Minuten-Gehtest: ....

Therapievorschläge:

Bewegung/Sport: _____

Selbsthilfetechniken: _____

Inhalationstechniken: _____

Übungsprogramm für zu Hause: _____

Behandlungsverlauf: _____
_____
_____
_____

4.3 Selbsthilfetechniken

Im Vordergrund der Atemtherapie stehen die Selbsthilfetechniken. Der Patient erlernt sie zu Beginn der Behandlung. Sie werden vom Therapeuten im Behandlungsverlauf immer wieder geübt und kontrolliert, denn sie sind für den Patienten bei Atemnot sehr wichtig.

In der Akutphase atmen Asthmapatienten, COPD-Patienten und Emphysematiker mit erhöhtem Atemwegswiderstand, der durch folgende Obstruktionsformen entsteht:

Endobronchiale Obstruktion

die Einengung der Bronchien durch entzündliches Schleimhautödem, Hyper- und Dyskrinie und Mukostase oder beim Asthmatiker die Einengung der Bronchien durch Bronchospasmus.

Exobronchiale Obstruktion

die Kompression der schon verengten Bronchien. Sie entsteht durch erhöhte Atemarbeit, z. B. bei Angst, beim Husten, bei erhöhter körperlicher Belastung und bei infektbedingter Dyspnoe.

Zielsetzungen der Selbsthilfetechniken sind:
▷ Angstminderung bei Atemnot
▷ Vermeidung von exobronchial verursachter Kompression auf endobronchial verengte Atemwege
▷ Verbesserung der Elimination von Schleim bei Patienten mit zähem Sekret
▷ Dämpfung von unproduktivem Husten.

4.3.1 Atemerleichternde Stellungen

Atemerleichternde Stellungen sind Positionen, in denen der Brustkorb in eine Einatemstellung gebracht wird, das Gewicht des Schultergürtels wird durch Abstützen oder Ablegen der Arme von den oberen Rippen genommen.

Dadurch kommt die Lunge in eine zum Inspirium hin angehobene Atemmittellage, die Bronchien werden erweitert, so kann die Luft besser einströmen, denn die

Atemwegswiderstände sind herabgesetzt. Die erhöhte Atemarbeit und der Einsatz der Atemhilfsmuskulatur werden reduziert, Angst und Anspannung des Patienten lassen nach.

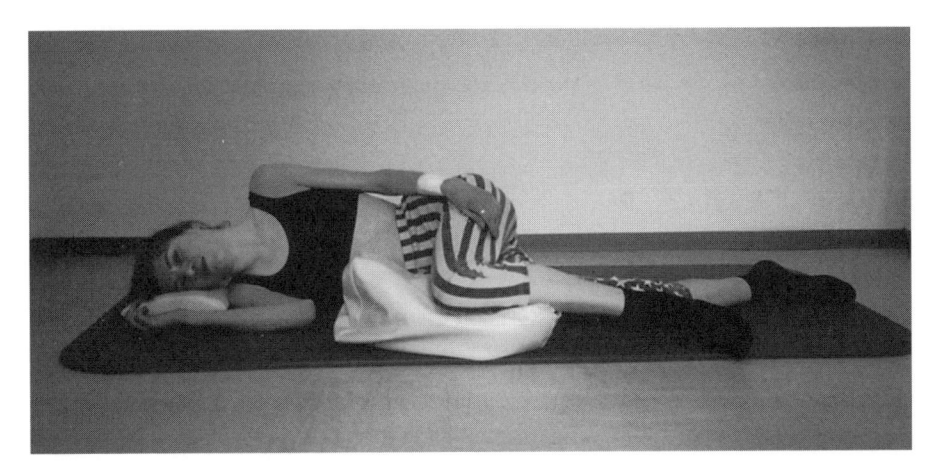

Abb. 4.1
Patient liegt in der Seitenlage, der unten liegende Arm wird vor dem Körper gelagert, die Beine sind flektiert

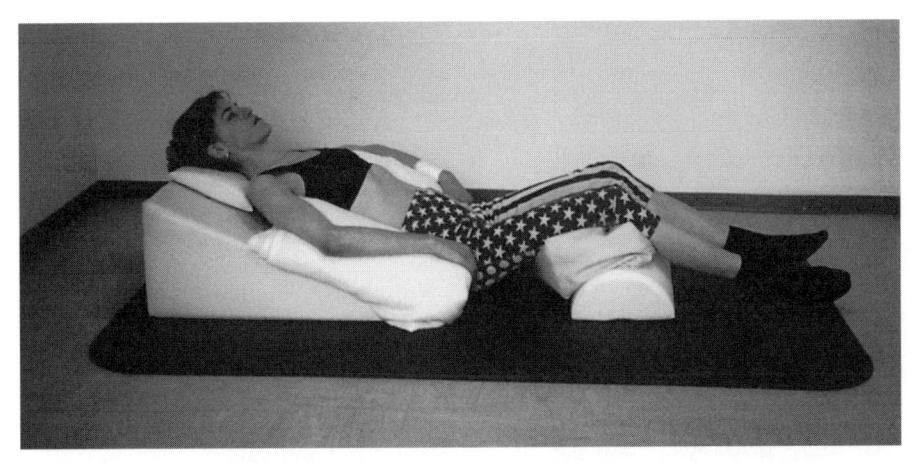

Abb. 4.2
Patient liegt mit erhöhtem Oberkörper in Rückenlage und seitlich etwas erhöht gelagerten Armen, die Beine sind in Hüfte und Knie gebeugt

Kapitel 4 Atemtherapie

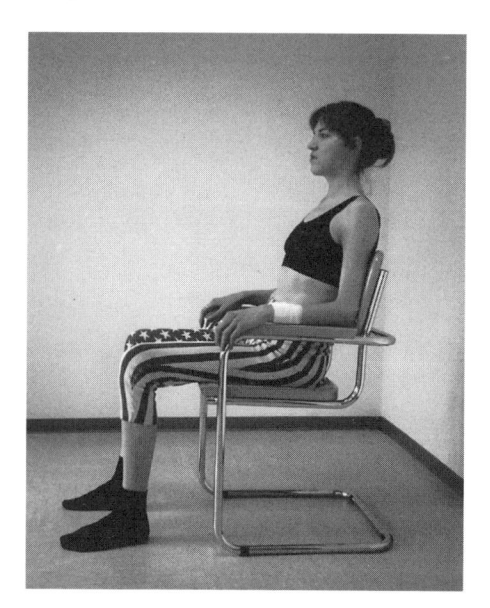

Abb. 4.3
Sitz mit seitlich gelagerten Armen

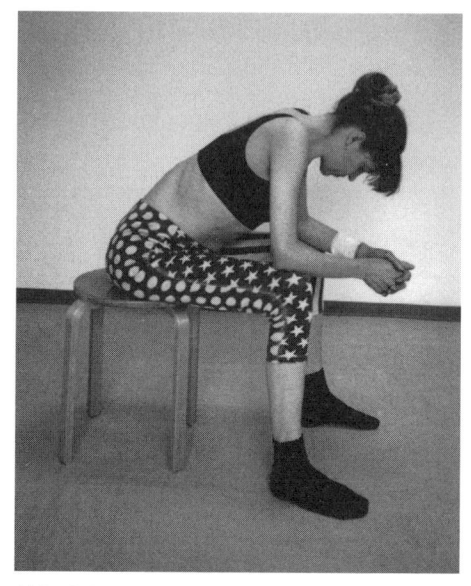

Abb. 4.4
Kutschersitz: Die Ellenbogen oder Hände werden auf den Knien oder auf einem Tisch abgestützt, dabei ist der Rücken gebeugt, und das Schultergewicht wird auf die Knie bzw. auf den Tisch abgegeben

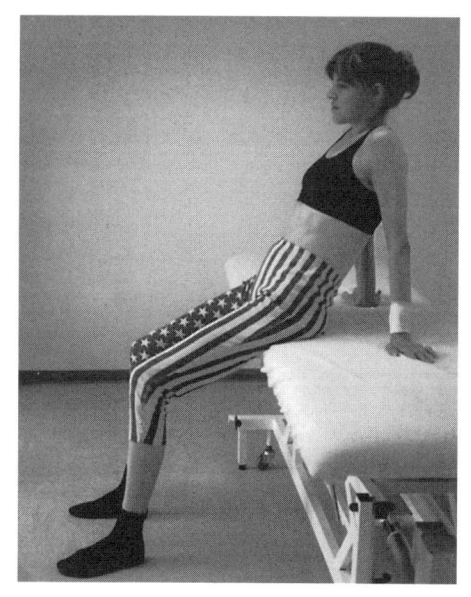

Abb. 4.5
Sitz mit hinter dem Rücken abgestützten Armen

Mögliche Stellungen sind:
▷ Seitenlage *(Abb. 4.1)*
▷ Rückenlage *(Abb. 4.2)*
▷ Sitz mit seitlich gelagerten Armen *(Abb. 4.3)*
▷ Kutschersitz *(Abb. 4.4)*
▷ Sitz mit hinter dem Rücken abgestützten Armen *(Abb. 4.5)*
▷ Torwart *(Abb. 4.6)*
▷ Stand mit abgestützten Armen *(Abb. 4.7)*
▷ Stand an der Wand *(Abb. 4.8)*.

4.3 Selbsthilfetechniken

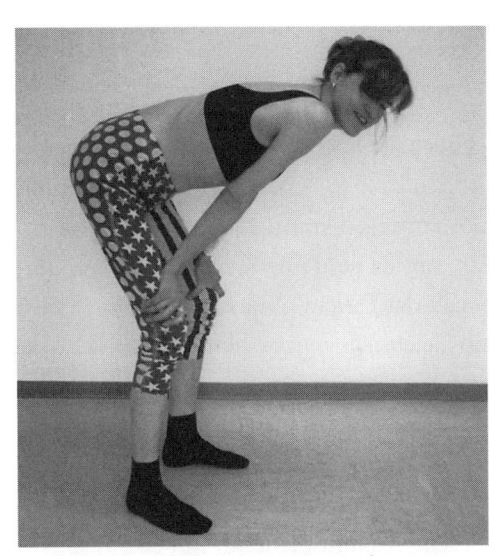

Abb. 4.6
Torwart: Im Stand mit leicht gespreizten Beinen werden die Hände auf die Knie gelegt, Rücken, Hüft- und Kniegelenke sind in leichter Beugestellung

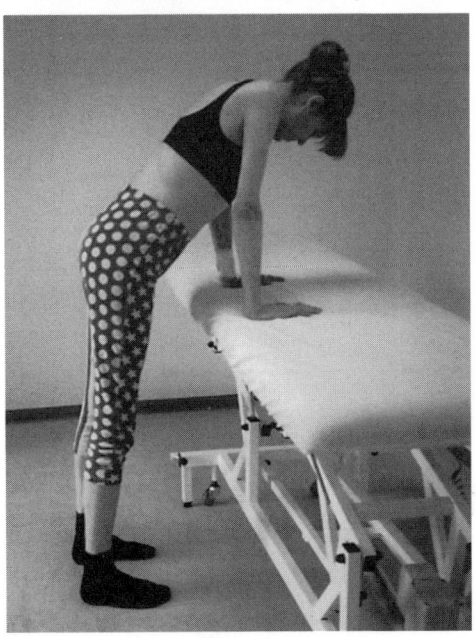

Abb. 4.7
Stand mit leicht gespreizten Beinen, die gestreckten Arme auf einem Geländer, einer Fensterbank o.Ä. abstützen

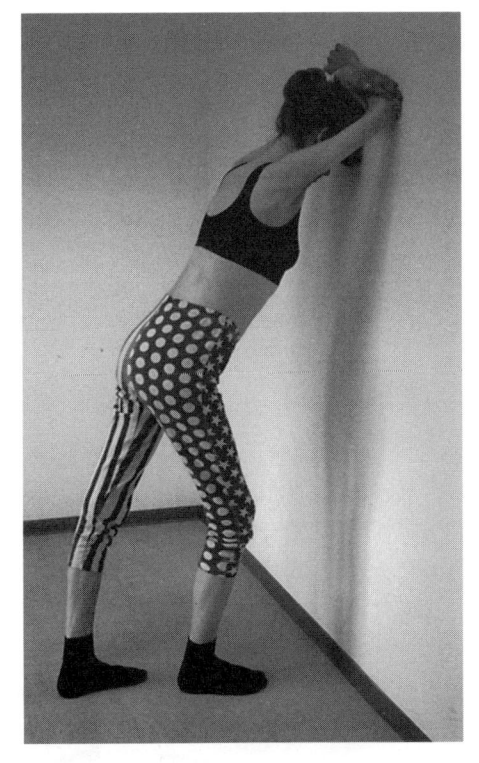

Abb. 4.8
Stand, Unterarme liegen an der Wand, den Kopf auf den Händen abstützen

4.3.2 Lippenbremse

Bei dieser aktiven Ausatemtechnik bilden die Lippen eine exspiratorische Stenose. Die Lippenbremse verringert eine exobronchiale Kompression auf endobronchial verengte Bronchien. Bei instabilen Bronchien kann es bei der Exspiration zu unterschiedlichen Druckverhältnissen in den Atemwegen kommen, der Druckabfall im Röhrensystem ist ungleichmäßig, die Ausatmung wird unvollständig. Mit der körpereigenen Stenose, der Lippenbremse, hält der Patient ohne ein Hilfsmittel seine Atemwege offen und schiebt die Luft mit gleichmäßigem exspiratorischem Druckabfall mundwärts. Nach einer vollständigeren Exspiration ist auch eine tiefere Inspiration möglich. Der Patient bemerkt daher meist nach einigen Atemzügen eine Atemerleichterung. Atemnebengeräusche wie Stridor und Giemen lassen oft nach. Die Angstminderung bei Nachlassen von Atemnot hat eine starke positive psychische Wirkung auf den Patienten, der oft sehr erstaunt bemerkt, mit einem so einfachen Mittel eine so große Erleichterung zu spüren und wieder „Luft holen" zu können *(Abb. 4.9)*.

a) **Ohne dosierte Lippenbremse**
Kompression der Atemwege – Lunge überbläht

b) **Mit dosierter Lippenbremse**
Weiterhalten der Atemwege – Lunge entbläht

Ausatmung besser

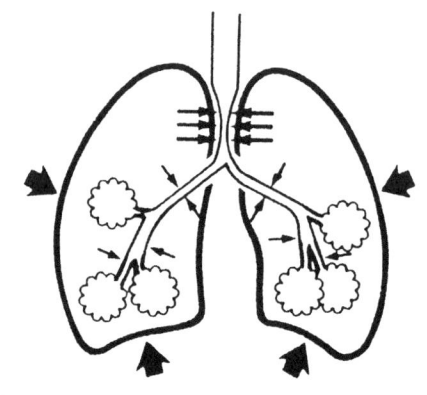

Abb. 4.9
Schematische Darstellung der Lippenbremse

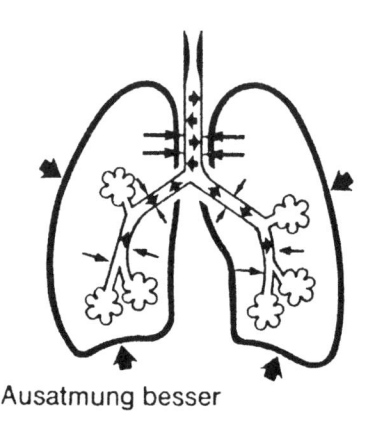

Die Luft wird gegen die locker aufeinander liegenden, leicht geöffneten Lippen ausgeatmet. Die Luft bläht die Lippen etwas auf, nicht die Wangen, das Ausatemgeräusch der Lippen ist leise, kein scharf ausströmendes Pfeifen. Die Glottis ist bei der Ausatmung geöffnet. Die Lippenbremse wird vom Therapeuten demonstriert, vor dem Spiegel geübt, in jeder Behandlung kontrolliert und gegebenenfalls korrigiert, denn es schleichen sich schnell Fehler ein. Wir unterscheiden die dosierte Lippenbremse von der langen Lippenbremse.

Die **dosierte Lippenbremse** ist eine Ausatmung gegen die Lippen im Atemrhythmus. Die Atemfrequenz und die Exspirationszeit sollen sich durch den Einsatz der dosierten Lippenbremse nicht wesentlich ändern, der Patient soll seinen Rhythmus finden.

Die Atemwege werden offen gehalten, die Lunge entbläht, wenn bei Atemnot in Ruhe, nach Belastung, psychischer Anspannung oder langem Husten mit der Stenose ausgeatmet wird.

Bei körperlicher Arbeit, beim Treppensteigen, Laufen, Radfahren usw. wird eine Überblähung durch die Exspiration mit der dosierten Lippenbremse während der Belastung vermieden, wenn mit Beginn der Belastung schon die Stenose eingesetzt wird, und nicht erst, wenn sich die Atemnot eingestellt hat. Die dosierte Lippenbremse unter Belastung sollte in der Behandlung häufig geübt und somit automatisiert werden. Sie bringt wirklich Erleichterung, wird von Patienten aber oft vergessen oder auch als peinlich empfunden.

Merke

Bei Bronchialkollaps und Bronchospasmus bleiben die peripheren Atemwege durch den proximalen Widerstand länger geöffnet.

Die **lange Lippenbremse** hat eine verlängerte Ausatemzeit, die Stenose wird bis zum fühlbaren Einsatz der Bauchmuskulatur gehalten (Bauchmuskeln und M. quadratus lumborum). Im Brustraum entsteht leicht erhöhter Druck, der die Atemwege etwas komprimiert. Die Stenose verhindert aber den Kollaps der Atemwege, der Punkt gleichen Drucks (Equal Pressure Point, s. S. 37) wird in die stabileren, oberen Atemwege gelegt. So kann die beschleunigte Luftströmung in den Atemwegen Sekret abscheren, mitreißen und mundwärts transportieren.

Die lange Lippenbremse dient dem Sekrettransport. Wenn bei ihrer Anwendung Giemen entsteht, müssen Pausen mit dosierter Lippenbremse im individuellen Patientenrhythmus ohne verlängerte Exspiration eingelegt werden.

> **Merke**
>
> Bei Obstruktion der Atemwege und bei hyperreagiblem Bronchialsystem werden Bewegungen und Belastungen, die eine erhöhte Sauerstoffbereitstellung erfordern, immer mit dosierter Lippenbremse im Atemrhythmus ausgeführt.

4.3.3 Hustentechniken

Husten entsteht durch Reizung der Hustenrezeptoren an der Schleimhaut im Larynx, in der Trachea und den großen Bronchien. Die Rezeptoren melden dem Gehirn Reizung durch Schleim, aspirierte Fremdkörper oder auch schnellere Luftströmung; dadurch wird der Hustenreflex ausgelöst.

Beim Hustenvorgang wird nach einer tiefen Einatmung die Stimmritze geschlossen und durch Kontraktion der Bauchmuskulatur der intrathorakale und intraabdominale Druck erhöht. Die *Pars membranacea* der Trachea stülpt sich ein und verkleinert den Querschnitt der Luftröhre. Dann wird die Stimmritze plötzlich geöffnet, die Luft strömt mit großer Geschwindigkeit von bis zu 330 m/sec aus, dabei wird der Schleim mit dem forcierten Luftstrom mitgerissen und in den Mund befördert.

Für Patienten mit ständigem Hustenreiz ist eine Verhaltensschulung zur Vermeidung von unproduktivem Husten sehr wichtig. Mit dem hohen intrathorakalen Druck, den der Patient beim Husten aufbaut, überdehnt er immer wieder die weiche *Pars membranacea* in der Trachea und ebenso seine instabilen Atemwege; der Schleim wird dann retiniert, der Husten ist völlig unproduktiv und erschöpfend. Asthmatiker können sich in einen Asthmaanfall „hineinhusten".

Husten kann zu Erbrechen, Inkontinenz und Schwindel führen. Die Selbstdisziplin beim Husten ist unglaublich schwer für Patienten mit chronischem Husten. Geschieht die Reizung der Rezeptoren durch angesammelten Schleim, entsteht produktiver Husten.

Techniken bei produktivem Husten

▷ Gegen locker aufeinander liegende Lippen und die wie eine Maske vor den Mund gelegte Hand oder in die Faust, in der die gebeugten Finger eine Röhre bilden, husten.
▷ In den Flutter husten (s. S. 88).
▷ In das PEP-System husten (s. S. 85).

Das Anhusten gegen eine Ausatemstenose vermeidet hohen intrathorakalen Druck und damit eine exobronchiale Kompression und den Kollaps der Atemwege. Es sollte nur ein bis zwei Mal gehustet werden, danach sollte eine Hustenvermeidungsstrategie erfolgen, um eine lang anhaltende, unproduktive und eventuell mit Schleimretention verbundene Hustenattacke zu vermeiden. Bei einer schwachen Bauchdecke wird der Arm (Ellbogen, Unterarm und Hand) an den Bauch gepresst, um das Widerlager der Bauchdecke zu unterstützen, die andere Hand ist vor dem Mund oder hält die apparative Stenose. Bei Inkontinenz wird der Beckenboden angespannt. Sekret, das schon in den oberen Atemwegen „rasselnd" wahrgenommen wird, kann mit ein bis drei „Huffs" abgegeben werden. Ein „Huff" ist eine forcierte Exspirationstechnik (Gaskell u. Webber, 1984) mit geöffneter Glottis.
Technik: Nach einer tiefen Inspiration wird die Luft rasch und forciert „abgehaucht", dabei ist der Mund geöffnet, eine Hand liegt mit geringem Abstand vor dem Mund.
Die „Huffs" können eine Provokation für die Atemwege sein, sie sind daher nicht für alle Patienten sinnvoll, bei hyperreagiblem Bronchialsystem können sie ungeeignet sein. Die Patienten sollten sie ausprobieren und eigene Erfahrungen mit der Technik machen.
Die Huffs können vereinfacht werden, indem durch ein Rohr – z. B. Mundstück des Inhaliergeräts, des Peak-Flows oder den umgedrehten Flutter – forciert ausgeatmet wird.

> **Merke**
> Nach Husten oder Huffs werden *immer* einige entblähende Atemzüge mit dosierter Lippenbremse gemacht, möglichst in einer atemerleichternden Stellung.

Techniken zur Vermeidung von unproduktivem Husten

- Schlucken: Der Schluckvorgang löst den Hustenreiz etwas auf.
- Trinken: In kleinen Schlucken Wasser oder Tee trinken. Kalte Getränke reduzieren den Hustenreiz u.U. besser als warme Getränke, das muss der Patient ausprobieren.
- Normal einatmen, die Luft anhalten, nur wenig Luft ausatmen, etwas einatmen, wenig ausatmen etc. Bei der Ausatmung, vor allem am Ende einer langen Ausatmung verstärkt sich der Hustenreiz, daher die Exspiration verkürzen und mit oberflächlicher Atmung weiteratmen, bis der Hustenreiz vorbei ist.
- Aufsetzen oder Kopfhochlage einnehmen, in flacher Rückenlage kommt bzw. verstärkt sich der Hustenreiz.
- Selbstbehandlung mit Punkten aus der Akupressur:
Ein Zeigefinger hängt sich wie ein Spazierstock an den oberen Rand des *Manubrium sterni* in der *Fossa jugularis,* der Druck wird während der Exspiration verstärkt. Beide Zeigefinger halten von kaudal den Mittelpunkt der Klavikula, der Druck ist leicht und etwas kranial gerichtet, er wird während der Ausatmung stärker.

> **Merke**
> Vermeidung von Husten ist kolossal schwer und sollte dem Patienten nicht so einfach als Tipp an die Hand gegeben werden! Eigenübung für die Physiotherapeutin: bei der nächsten Bronchitis Husten vermeiden, dann weiß man, was vom Patienten verlangt wird.

Als therapeutische Hilfe kann die Behandlung des zervikothorakalen Überganges hilfreich sein (s. S. 75).

4.4 Behandlungstechniken

4.4.1 Techniken zur Wahrnehmung der Atmung

Dem ungeschulten Patienten ist seine Atmung oft nur als „falsch" bewusst. Das Gefühl, keine Luft zu bekommen, nicht einatmen zu können, ist beängstigend, er nimmt seine Atmung negativ wahr. „Ich atme falsch" und „Ich bekomme keine Luft" ist die häufigste Angabe der Patienten über ihre Atmung. Die Erklärung, dass man eigentlich gar nicht falsch atmen kann, sondern den Erfordernissen entsprechend atmet erstaunt, wird aber im Verlauf der Wahrnehmungsarbeit in der Atemtherapie plausibel (s. Literatur: Keil, Über richtiges und falsches Atmen).

Kontaktatmung

Die Wahrnehmung der Atmung sollte in einer entspannten Sitzhaltung (z. B. Kutschersitz) beginnen. Der Therapeut legt die Hände auf den Bauch des Patienten und beschreibt dem Patienten den Bewegungsablauf von Thorax, Diaphragma und Abdomen bei der Atmung. Der Patient atmet möglichst durch die Nase ein und mit dosierter Lippenbremse aus und kommt durch den Kontakt der Hände zu mehr Zwerchfellatmung, die verbale Bestätigung dieser Veränderung der Atembewegung durch den Therapeuten schult seine Wahrnehmung für die Atemrichtung. Er wiederholt die Atemzüge, auch mit geschlossenen Augen, bis er eine entspannte kostodiaphragmale Atmung hat. Dann lenkt der Therapeut über den Kontakt seiner Hände die Atembewegung mehr in die Flanken und als Kontrast auch zum Sternum, um den Unterschied der kostosternalen Atmung zur kostodiaphragmalen Atmung heraus zu arbeiten. Eine Aufforderung zum Ein- oder Ausatmen erfolgt zunächst nicht, bei „Einatmen" würde zu tief und bei „Ausatmen" würde zu forciert geatmet.

Nach einer solchen Sitzung mit Kontaktatmung hat der Patient u.U. eine erhebliche Atemerleichterung und nimmt seine entspannte Atmung „richtig" angenehm wahr. Der erste Schritt zum Wahrnehmen von Atembewegung und Atemrhythmus ist getan.

Kontaktatmung in verschiedenen Lagen

▷ **In Rückenlage:**
Hände der Therapeutin auf dem Bauch des Patienten, den seitlichen Rippen, dem Sternum; die Atemrichtung kann in der Rückenlage am besten wahrgenommen werden

▷ **In Bauchlage:**
Hände der Therapeutin liegen auf der Lendenwirbelsäule, der Patient spürt, wie die Ausdehnung der Lunge die Lendenwirbelsäule entlordosiert und bei der Ausatmung die Lordosestellung wieder kommt

▷ **In Seitenlage:**
Hände der Therapeutin liegen seitlich-oben auf den unteren Rippen, der Patient atmet die Hände hoch.

Die Kontaktatmung soll der Patient auch als Eigenübung durchführen. Für diese Atemarbeit sollte er sich zunächst täglich zehn Minuten Zeit nehmen. In Stellungen, die ihm angenehm sind, wird er gegen den Kontakt seiner Hände atmen, bis er Gefühl für seine Atembewegung bekommt, sie wahrnimmt und die Atmungsrichtung ändern kann, wenn die Atembewegung zu sternal abläuft. Durch das Üben zu Hause entstehen viele Fragen, die in der Behandlung dann beantwortet werden können. Ein warmes Kirschkernsäckchen kann anstelle der Hände als Kontakt wirken.

Atemschulung

In der Atemschulung sollte das „Bewusstmachen" der Atemrichtung, der Atembewegung und des Atemrhythmus erarbeitet werden. Diese Atemschulung ist für alle Atemtechniken mit und ohne Gerät Voraussetzung. In die Atemschulung gehören Erklärungen zur Physiologie und Pathophysiologie der Atmung, die Anatomie der Lunge, die Ein- und Ausatmung, der Gasaustausch, die wichtige Funktion des Zwerchfells und der Atemhilfsmuskulatur. Mit Zeichnungen, am Spiegel, mit Anschauungsmaterial und praktischen Erklärungen sollte dem Patienten unbedingt grundlegendes Verständnis für die Anatomie und Funktion der Lunge und für seine funktionellen Lungenprobleme nahe gebracht werden.

4.4 Behandlungstechniken

- Einatmen – Ausatmen
- Einatmen durch die Nase:
  Erklärung: Die Luft wird in der Nase gereinigt, erwärmt und angefeuchtet; Nasenatmung ist grundsätzlich besser.
- Einatmen durch ein Nasenloch
- Schnüffelndes Einatmen:
  Das Zwerchfell ist bei dieser Atmung in kleinen Sprüngen gut zu spüren
- Einatmen in verschiedenen Atemtiefen:
  kleines inspiratorisches Reservevolumen bis zu tiefen Atemzügen
- Einatmen in verschiedene Richtungen:
  – *Zwerchfellatmung*, mit der Erklärung der Zwerchfellbewegung, die inspiratorisch den Bauchraum verkleinert und den Bauchinhalt nach kaudal, ventral und lateral verschiebt, daher die Bezeichnung Bauchatmung, die natürlich keine Bauch-, sondern eine Zwerchfellatmung ist. Das Zwerchfell kann 60 % der Lungenfüllung erbringen. Es ist also bei Ruheatmung (acht Liter/Min.) der Einatemmuskel, der die Arbeit alleine bewerkstelligen müsste.
  – *Flankenatmung*
  – *kostosternale Atmung*
- Entspanntes Ausatmen
- Passives Ausatmen (Retraktionskraft der Lunge)
- Luft aushauchen
- Mit Lippenbremse ausatmen
- Verlängert ausatmen: Am Ende dieser verlängerten Exspirationen soll das leichte Anspannen der Bauchmuskulatur erspürt werden, dazu gehört die Erklärung der Funktion der Bauchmuskulatur bei der Ausatmung, sie hilft bei erhöhter Atemarbeit die Luft weitgehend aus der Lunge zu drücken, um Platz für die nächste tiefe Inspiration zu machen.
- Atempause: bewusstes Anhalten nach der Einatmung zwei bis drei Sekunden; bei eingeengten Atemwegen hat die Luft in dieser Pause länger Zeit sich auszudehnen und kann über kollaterale Luftkanäle in den Alveolarbereich hinter den Schleim gelangen. Die Pause nach der Einatmung ist wichtiger Bestandteil der autogenen Drainage, der Atmung mit apparativen Atemhilfen und der Inhalation. Sie muss gründlich erklärt und oft in Erinnerung gebracht werden.

Diese Atemschulung wird in unterschiedlichen Ausgangsstellungen, die natürlich vom Patienten toleriert werden müssen, ausgeführt: Sitz, Rückenlage, Seitenlagen, Bauchlage. Zur Atemschulung gehört auch die Kombination von Bewegung und Atmung im Atemrhythmus, zunächst mit einfachen Bewegungsabläufen.

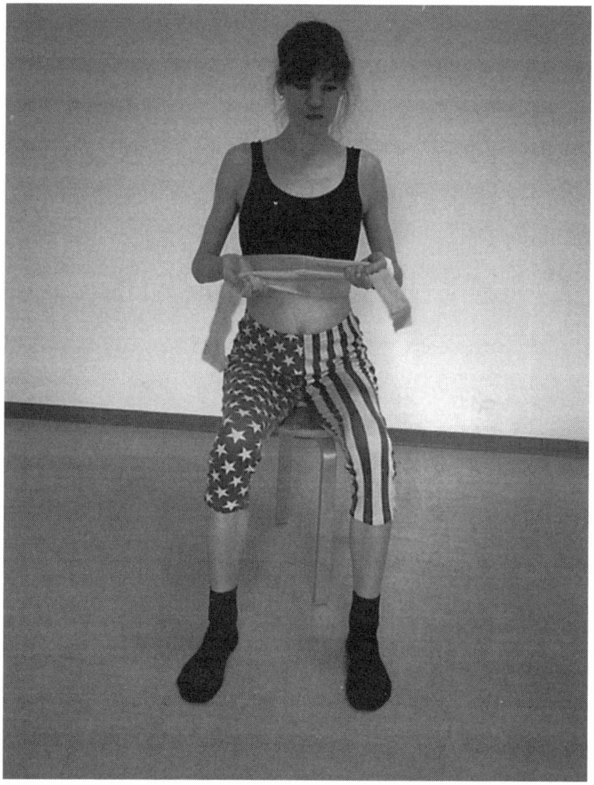

Abb. 4.10
Um den unteren Rippenrand wird im Sitzen ein Handtuch oder Band gelegt, das vor dem Körper gekreuzt und mit den Händen gehalten wird. Bei der Einatmung mit dem Zwerchfell spürt und sieht der Patient, wie weit sich die untere Thoraxapertur öffnet, bei der Ausatmung spürt er das Absinken der Rippen.

Übungsbeispiele

Sitz auf Hocker vor dem Spiegel

Beide Füße gleichmäßig belasten, Unterschenkel senkrecht, Knie hüftbreit auseinander.

▷ Rücken aufrichten, Brustbein etwas anheben, eine Hand liegt auf dem Bauch, die andere auf der Brust. Einatmen mit dem Zwerchfell, dabei die Lendenwirbelsäule etwas lordosieren, die Bauchdecke wird gestrafft und damit die sternosymphysale Belastung verlassen. Ausatmen und in die Ausgangsstellung zurück gehen.
▷ Variante *(Abb. 4.10)*.

Rückenlage

▷ Beine anstellen, Knie nach rechts/links ablegen – einatmen; in Ausgangsstellung (ASTE) zurück – ausatmen.
▷ Variante *(Abb. 4.11)*.

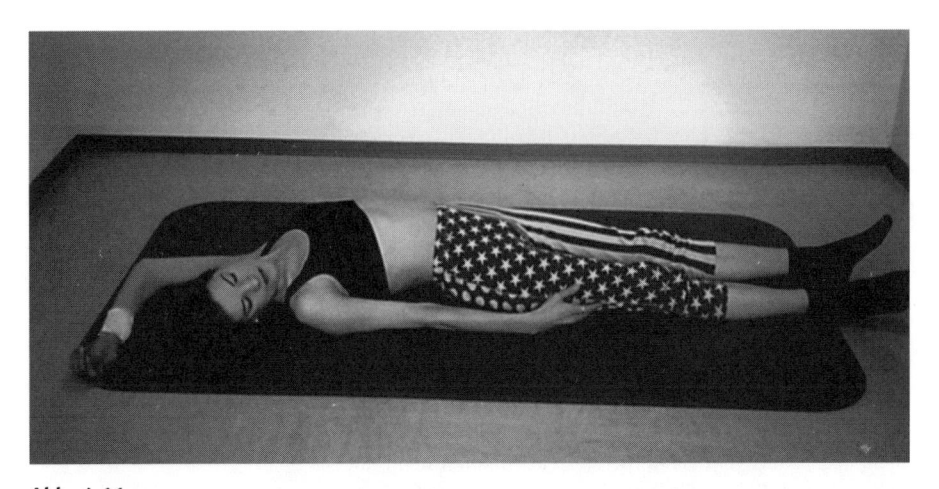

Abb. 4.11
In Rückenlage, rechte/linke Hand geht seitlich am Oberschenkel entlang zum Knie – einatmen, in Mittellage zurück – ausatmen.

Kapitel 4 Atemtherapie

Seitenlage

Siehe Abbildungen 4.12 a und b, 4.13 und 4.14.

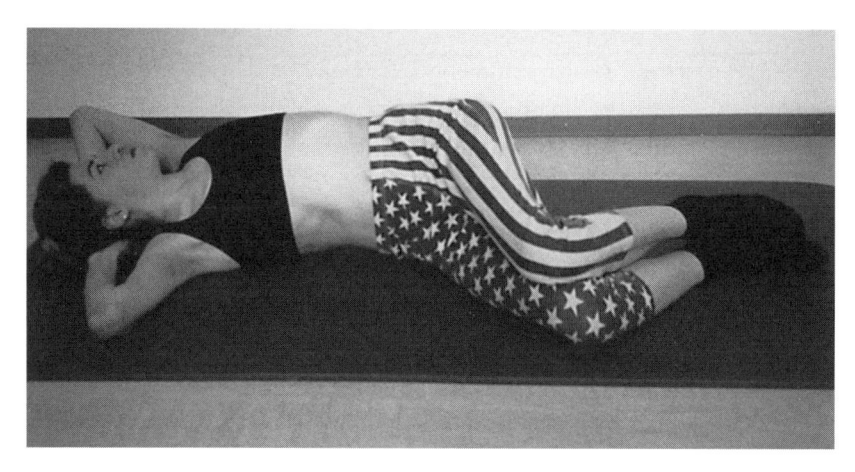

Abb. 4.12 a und b
a) In Seitenlage Hüft- und Kniegelenke beugen, Hände im Nacken, dann wird der oben liegende Ellenbogen so weit wie möglich nach dorsal geführt – einatmen.

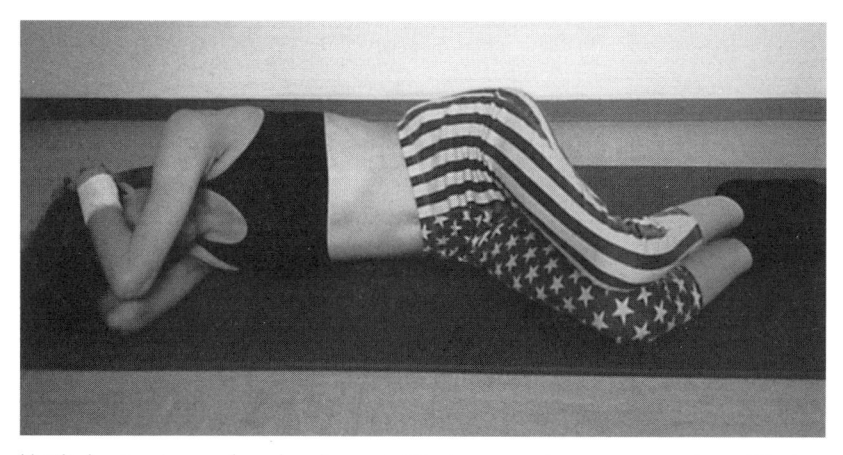

b) Mit der Ausatmung den oben liegende Ellenbogen nach vorne zum anderen Ellenbogen zurückführen.

4.4 Behandlungstechniken

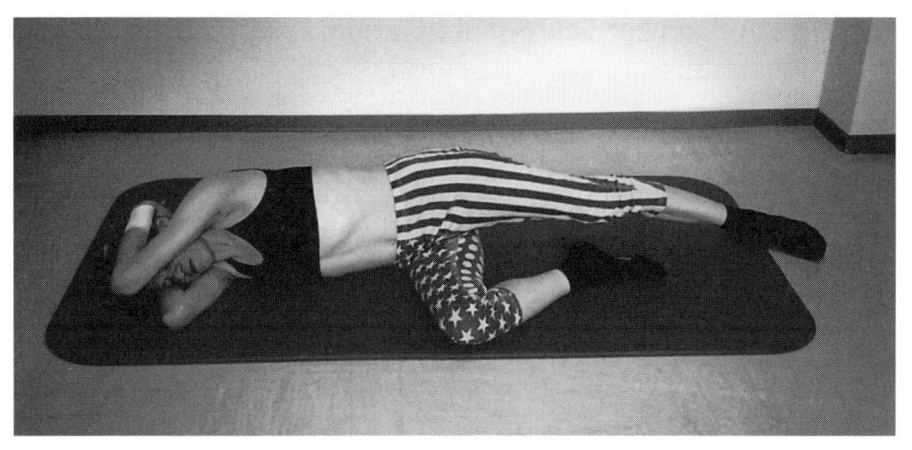

Abb. 4.13
In Seitenlage unten liegendes Bein ist in Hüfte und Knie gebeugt, oben liegendes Bein gestreckt, Hände in Nacken, der oben liegende Ellenbogen wird weit nach vorne zum anderen Ellenbogen gedreht – einatmen, zurück in ASTE – ausatmen.

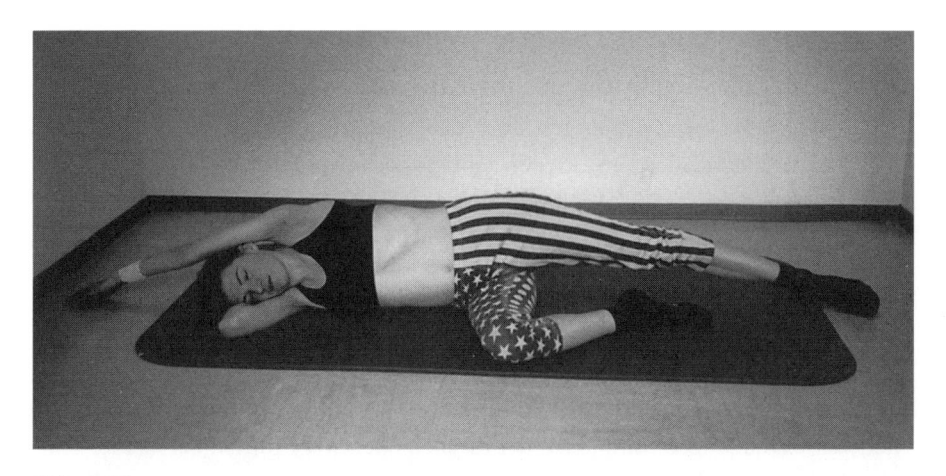

Abb. 4.14
In Seitenlage unten liegendes Bein in Hüfte und Knie gebeugt, oben liegendes Bein und Arm gestreckt, die Hand des anderen Armes liegt stützend im Nacken. Oben liegenden Arm noch mehr in die Streckung dehnen – einatmen, in ASTE zurück – ausatmen.

4.4.2 Techniken zur Sekretmobilisation

Viele Krankheiten gehen mit einer erheblichen Verlegung der Atemwege mit Schleim einher. Dieses oft visköse Sekret verhindert eine gleichmäßige Belüftung, bietet Nährboden für Infektionen und kann die kleinen Atemwege nahezu vollständig verlegen.

Für Patienten mit Mukoviszidose, Bronchiektasen, COPD und Asthma bronchiale mit starker Schleimproduktion ist daher die regelmäßige Sekretmobilisation tägliches Programm, das meistens während und nach der Inhalation angewendet wird. Die Techniken sind nicht einfach zu erlernen, sie müssen regelmäßig geübt werden. In Akutsituationen und bei schwerer Ateminsuffizienz ist eine Kombination von aktiven und passiven Maßnahmen erforderlich. Die Kenntnis pathophysiologischer Mechanismen ist für das Erlernen der sekretmobilisierenden Techniken für den Patienten notwendig:

- Die *atemabhängigen Kaliberschwankungen* der Bronchien, die in Ruheatmung nur gering sind, bei tiefen Atemzügen aber erheblichen Lumenveränderungen unterliegen. Durch verstärkte Erweiterung und Verengung der Atemwege bei der Inspiration und Exspiration kann sich Sekret von den Bronchialwänden abscheren und mit dem exspiratorischen Flow oralwärts bewegen.
  Beispiel: Bei körperlicher Belastung kann bzw. muss oft abgehustet werden, da es zu größeren Kaliberschwankungen kommt und sich Sekret löst.
- Die *endobronchiale Obstruktion*, die Einengung der Bronchien und Bronchiolen durch Schleimhautödem, Hyper- und Dyskrinie und Bronchospasmus ruft eine erhebliche Behinderung der Luftströmung in den Atemwegen hervor.
- Die *exobronchiale* Obstruktion entsteht durch intrathorakale Druckerhöhung und instabile Atemwege und führt zu einer weiteren Einengung und Erhöhung des Atemwegswiderstands.

Endo- und exobronchiale Obstruktion behindern den Sekrettransport erheblich. Atemwegsverengungen im Bereich der distalen Atemwege führen bei kleiner Lungeneinengung zu einer exponentiellen Erhöhung des Atemwegswiderstands.

4.4.3 Autogene Drainage

Die autogene Drainage wurde von einer belgischen Arbeitsgruppe unter Leitung von Professor Dr. med. F. Alexandre, Dr. med. I. Dab und dem Physiotherapeuten Jean Chevaillier entwickelt und in Deutschland vom Arbeitskreis Physiotherapie Mukoviszidose e.V. in Zusammenarbeit mit Prof. Dr. med. H. Lindemann weiterentwickelt und modifiziert.

Es handelt sich um eine Selbsthilfetechnik, die der Patient ohne Therapeuten bei Bedarf anwenden kann. Er erlernt sie unter Anleitung eines erfahrenen Therapeuten und sollte sie in Abständen kontrollieren lassen.

Die autogene Drainage wird in den Positionen Sitz, Rückenlage oder Seitenlage ausgeführt. Der Patient fühlt mit den Händen (die eine Hand liegt auf dem Bauch, die andere auf dem Sternum) die Bewegung von Bauch und Brustkorb bei der Einatmung und spürt im Verlauf der Drainage unter der Hand am Brustbein und Thorax die Sekretbewegung.

Nach einer langsamen, vertieften Inspiration durch die Nase oder den Mund, bei der es zu kostodiaphragmalen und kostosternalen Atembewegungen kommt, wird eine Atempause von zwei bis drei Sekunden eingehalten. Dann folgt eine passiv-aktive Ausatmung, die zunächst entspannt mit einer raschen Luftströmung nur über die Retraktionskraft der Lunge passiv und ohne Einsatz der Ausatemmuskulatur erfolgt. Nach dieser passiven Phase wird die Exspiration aktiv. Unter vorsichtigem Einsatz der Ausatemmuskulatur (spürbare Spannung der Bauchdecke nach der passiven Phase) wird mit langsamerer Luftströmung verlängert ausgeatmet. Sowohl die aktive als auch die passive Phase sind eine Exspiration. Die Ausatmung ist stimmlos, die Glottis ist geöffnet, Zungengrund und ventrale Halsmuskulatur sind entspannt (Vorstellung: Unterkiefer und Hals „hängen"). Die Länge der Ausatmung ist von der Position des Sekrets abhängig, Sekret aus den periphereren Anteilen der Atemwege wird mit längeren Exspirationen nach oben drainiert als Sekret, das sich schon in den oberen Atemwegen befindet und mit kürzerer, rascherer Atmung bewegt wird. Die Ausatmung darf aber auch nicht zu lang und nicht zu forciert sein. Wenn bei der Exspiration die Venen am Hals anschwellen, ist die Ausatmung zu intensiv. Patienten mit instabilen Atemwegen, starker Überblähung oder Emphysem machen die Drainage immer mit langer Lippenbremse, um einen

Kollaps der Atemwege zu vermeiden. Wenn Atemnebengeräusche auftreten, die auf eine Enge in den Atemwegen hinweisen, muss die autogene Drainage kurz unterbrochen werden. Diese Pause eignet sich z. B. für Thoraxmobilisation, Dehnung oder Bewegung ohne große Belastung, dabei löst sich die Verkrampfung der Bronchialmuskulatur *(Abb. 4.15)*.

In Ruheatmung bewegt sich die Atmung in der Atemmittellage, die vertiefte Inspiration geht in unterschiedlichen Atemtiefen in das inspiratorische Reservevolumen (IRV) hinein. Dann wird das Atemplateau gehalten und in der passiv/aktiven Ausatmung wird exspiratorisches Reservevolumen (ERV) abgeatmet. Atemzüge in Ruheatmung werden nach Bedarf des Patienten eingeschoben.

Ziel der autogenen Drainage ist, das Sekret aus den kleinen Atemwegen in die größeren zu befördern, es anzusammeln und erst, wenn es rasselnd in den oberen Atemwegen zu spüren ist, durch Räuspern zu entfernen. Dabei muss vorzeitiger Hustenreiz unterdrückt werden, was sehr viel Disziplin erfordert (Hustentechniken s. S. 52).

Die autogene Drainage wird je nach Menge und Viskosität des Schleims 20–60 Minuten angewendet. Um den Sekrettransport zu erspüren, weiche und richtige Atemzüge zu machen, verlangt die autogene Drainage vom Patienten hohe Konzentration. Patienten, die mit einem Druckluftvernebler (z. B. Pari LC Plus Vernebler) ein schleimverflüssigendes und/oder bronchienerweiterndes Medikament inhalieren, inhalieren mit der beschriebenen Atemtechnik der autogenen Drainage

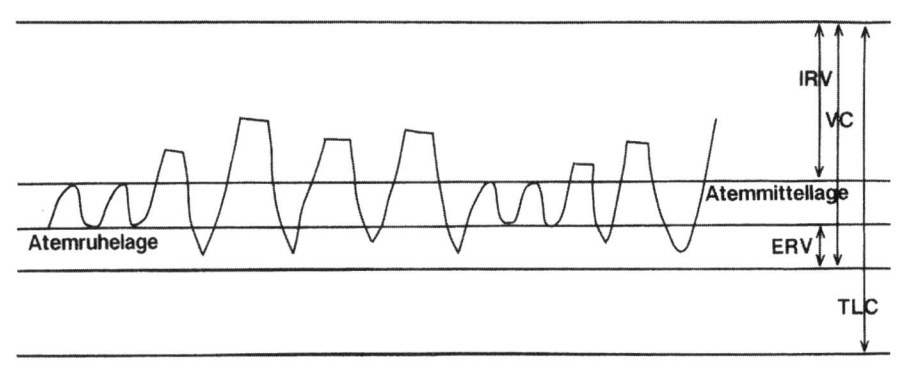

Abb. 4.15
Schematische Darstellung der Atmung bei der autogenen Drainage

und führen die autogene Drainage weiter durch, bis sich das Sekret bewegt und abgegeben werden kann. Während der Drainage sollte Tee oder Wasser getrunken werden, um ein Austrocknen des Mundes zu vermeiden, den Hustenreiz mit Schlucken zu unterdrücken und den Schleim durch die Flüssigkeit so flüssig wie möglich zu machen.

Die Vorstellung des Patienten bei der Drainage ist diese: Mit der entspannten, tiefen Einatmung zieht er die Luft bis an den Schleim, und in der Anhaltephase kann die Luft bis hinter den Schleim vordringen. Dann schiebt er mit der raschen Luftströmung bei der Ausatmung die Luft durch das Sekret hindurch. Dies bewegt es ein wenig weiter mundwärts. Mit der verlängerten Ausatmung wird die Lunge sozusagen wie ein Schwamm sanft ausgedrückt. Das Sekret wird allmählich mit jedem Atemzug ein Stückchen voran bewegt, um sich mit anderen Sekretplaques zu sammeln und dann lohnend abgehustet zu werden. Das Sekret wird ausgespuckt (dafür sollten Plastikbehälter vorhanden sein, z. B. Urinbecher mit Deckel).

Passive Maßnahmen

Neben aktiven Techniken wie der autogenen Drainage oder Bewegungstherapie können passive Maßnahmen bei sehr schwachen Patienten oder als Unterstützung der aktiven Techniken nötig sein. So fördern Lagerungen in Rückenlage, Bauchlage und Seitenlagen jeweils die Belüftung auf der oben liegenden und die Durchblutung auf der unten liegenden Seite, die Oberkörperhochlage begünstigt die inspiratorische Zwerchfellexkursion nach kaudal. In diesen Lagen werden Thoraxkompressionen und Vibrationen bei der Ausatmung angewandt.

Thoraxkompressionen

▷ *Rückenlage*: Therapeutin steht am Kopfende, beide Hände liegen am Sternum lateral, die Hände erfühlen die Atembewegung des Patienten über ein- zwei Atemzüge. Dann folgen die Hände der Einatembewegung und gehen bei der Ausatmung mit leichtem Druck nach medial /kaudal in die Exspirationsstellung.

▷ *Bauchlage*: Therapeutin steht am Kopfende, beide Hände liegen rechts und links auf dem Thorax des Patienten und komprimieren mit der Ausatmung den Thorax leicht. Die Druckrichtung ist kaudal/medial gerichtet.

▷ *Seitenlage*: Therapeutin steht hinter dem Patienten, beide Hände liegen am seitlichen Thorax im Rippenverlauf und komprimieren mit der Exspiration leicht nach medial und kaudal.
▷ *Vibrationen:* In Rückenlage, in erhöhter Rückenlage, Bauchlage und den Seitenlagen werden Vibrationen appliziert. Die Vibrationen werden wie die Thoraxkompressionen nur während der Exspirationsphase, evtl. mit sanftem Druck, ausgeführt.

> **Merke**
> Die Thoraxkompressionen dürfen nie zu stark sein, da sonst die Atemwege zusammengedrückt werden, es käme zu einer exobronchialen Kompression. Zudem ist an die möglicherweise vorhandene Osteoporose zu denken.

In diesen Positionen kann auch ein Hivamat angewendet werden (s. S. 89).

4.4.4 Techniken zur Thoraxmobilisation

Die normentsprechende Thoraxbeweglichkeit ist die wesentliche Voraussetzung für die Atmung. Die Atemkapazität ist abhängig sowohl von der maximalen Inspirationsstellung als auch von der maximalen Exspirationsstellung. Daher ist es erforderlich, die Beweglichkeit eines starren Brustkorbs soweit wie möglich zu verbessern, um den Weg zwischen Ein- und Ausatmung zu vergrößern. Das Vorgehen erfasst zuerst die Rippenwirbelgelenke und dann die Muskulatur.
Die Rippen sind in 12 Paaren mit der Wirbelsäule verbunden, sie artikulieren in der *Articulatio capitis costae* einmal mit zwei benachbarten Wirbelkörpern und der Bandscheibe und zum anderen in der articulatio costotransversaria mit dem Querfortsatz des kaudal liegenden Wirbels. Die Bewegung der Rippen erfolgt um eine gemeinsame Achse zwischen diesen beiden Gelenken und ist in den oberen Rippen anders als in den unteren Rippen. Oben kann der Brustkorb bei der Einatmung angehoben werden, die Rippen gehen ventral mit dem Sternum nach kranial. Dabei machen die Rippen in den Rippenwirbelgelenken eine so genannte Pumpenschwengel-Bewegung, sie öffnen den oberen Brustkorb und erweitern den sagittalen Durchmesser. Die unteren Rippen werden inspiratorisch lateral angehoben, sie bewegen sich wie ein Eimerhenkel (Fixierung dorsal an der Wirbelsäule und

ventral am Sternum) nach lateral und kranial und erweitern damit den frontalen Durchmesser und den unteren Thorax.

Am Brustbein werden die Rippen bei der Inspiration nach kranial angehoben, wobei sie eine kranial-dorsale Drehung machen, hier ist die Bewegung von der Elastizität der Rippenknorpel abhängig. Die Elastizität ist bei Kindern hoch und lässt im Alter nach. Diese anatomische Vorstellung ist für die manuellen, passiven Mobilisationstechniken und die Palpation der Rippenbeweglichkeit, die diesen Techniken im Seitenvergleich voraus gehen sollten, wichtig. Weitere Bewegungsrichtungen für die Brustkorbmobilisation sind Lateralflexion, Rotation sowie Extension und Flexion der Wirbelsäule.

Mobilisation der oberen Rippen in entspannter Rückenlage

Der Therapeut sitzt am Kopf des Patienten, die Fingerkuppen liegen links und rechts vom Sternum im Interkostalraum und tasten die atemsynchrone und gleich-

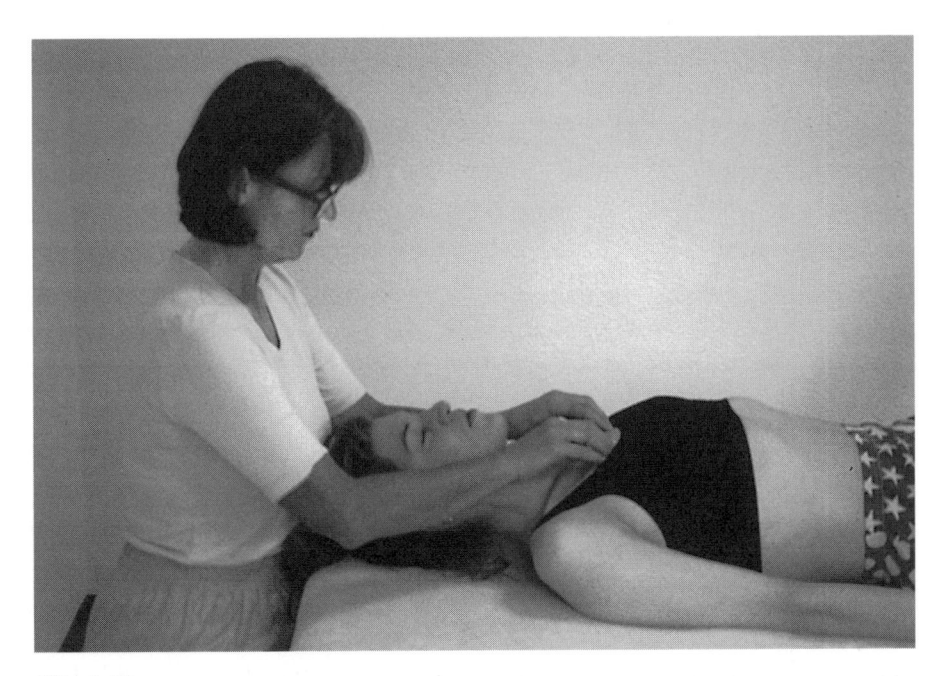

Abb. 4.16
Palpation im Interkostalraum in Rückenlage

seitige Bewegung der Rippen, das „Hängen" oder Nachschleppen einer Rippe kann auf eine Blockierung oder Minderbelüftung der Lunge zurückzuführen sein *(Abb. 4.16)*.

Nach der Palpation werden die Daumen quer in den Interkostalraum gelegt, sie gehen zunächst bei der Einatmung mit nach kranial und dann mit sanftem Druck nach kaudal/medial in die Exspirationsbewegung der Rippen *(Abb. 4.17)*.

Dann können die Rippen während der Inspiration gehalten werden, dabei wird der Interkostalraum über die Inspirationsbewegung der darüber liegenden Rippe gedehnt. Bei der Ausatmung folgen die Daumen der Rippenbewegung wieder mit leichtem Druck nach kaudal/medial. Die Techniken werden an der zweiten bis sechsten Rippe über mehrere Atemzüge ausgeführt.

Als Vorbereitung kann eine „Heiße Rolle" angewendet werden. Den Rippenmobilisationen können Thoraxkompressionen und Vibrationen oder dehnende

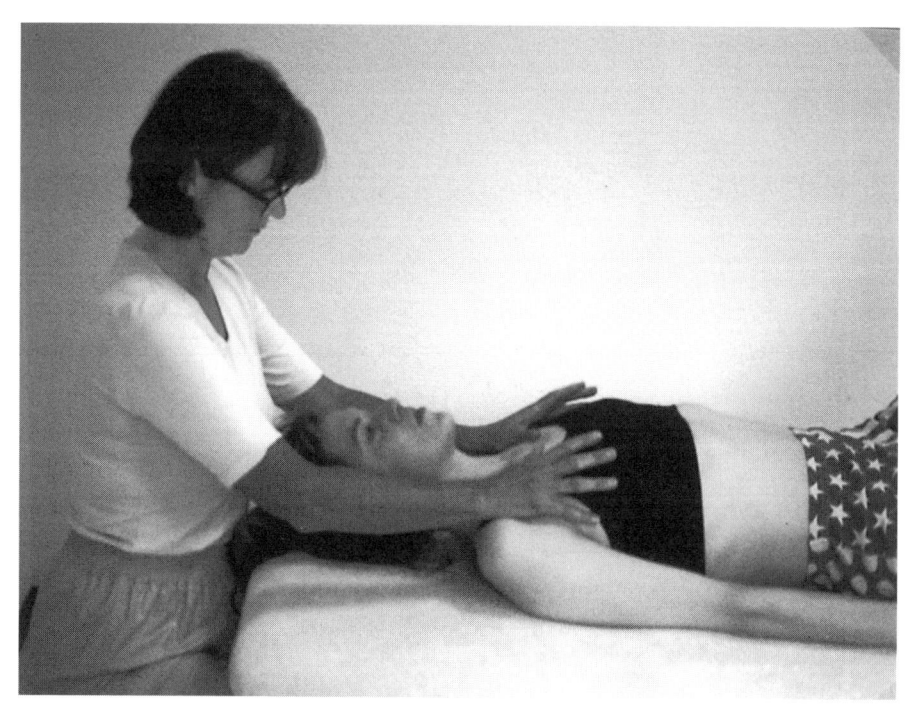

Abb. 4.17
Mobilisation der Rippe in Rückenlage

4.4 Behandlungstechniken

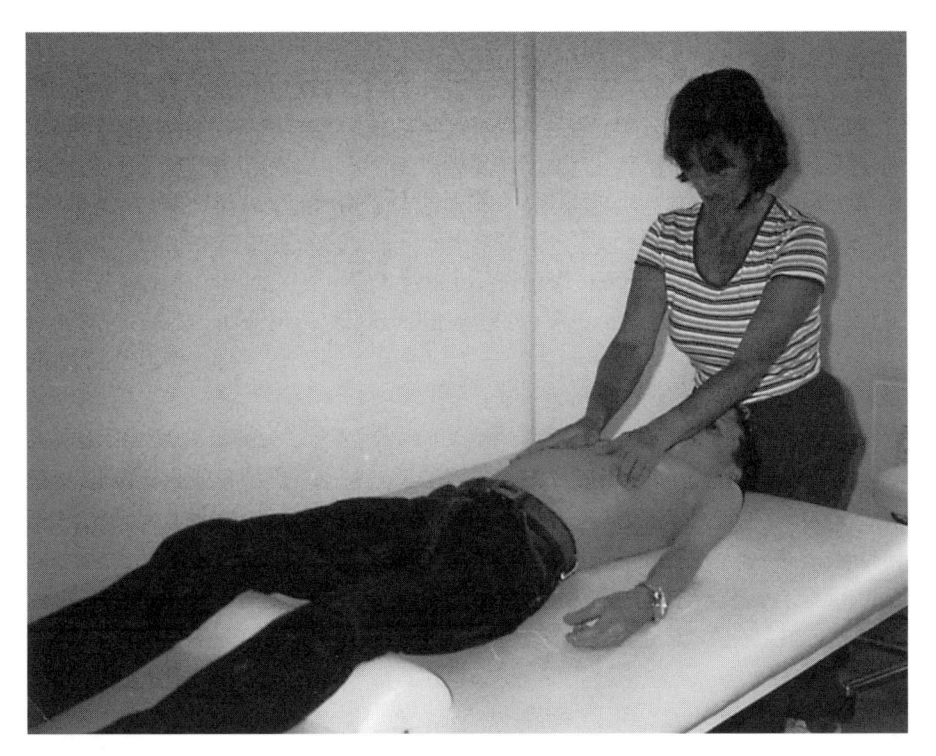

Abb. 4.18
Ausstreichungen am Thorax mit leichtem Druck während der Ausatmung in Rückenlage

Streichungen und Druckverschiebungen aus der reflektorischen Atemtherapie folgen.

Die Ausstreichungen werden mit beiden Händen des Therapeuten links und rechts am Sternum und am Rippenbogen entlang zu den Flanken mit leichtem Druck während der Exspiration ausgeführt. Diese Griffe werden von den Patienten als sehr angenehm empfunden und sind nach einigen Wiederholungen ein zusätzlicher Atemreiz *(Abb. 4.18)*.

Mobilisation in die Lateralflexion in Rückenlage

Der Therapeut steht seitlich, seine beiden Hände liegen übereinander dorsal an den unteren Rippen und ziehen am unteren Rippenbogen entlang in die Seitneigung des Patienten zur Gegenseite *(Abb. 4.19)*.

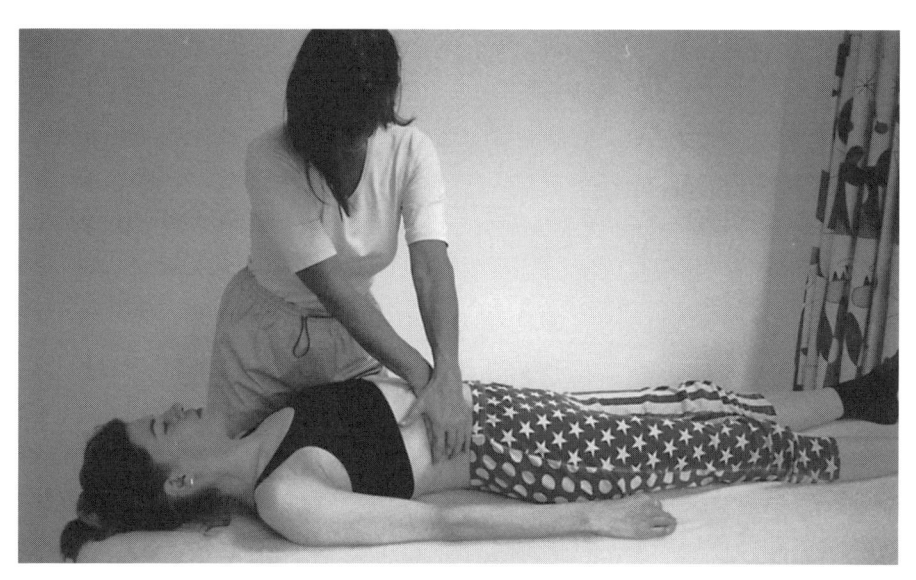

Abb. 4.19
Mobilisation in die Lateralflexion in Rückenlage

Mobilisation der zehnten bis sechsten Rippe in Seitenlage

Der Patient liegt in Seitenlage links mit gebeugtem unten liegendem Bein, das oben liegende Bein ist gestreckt gelagert. Der oben liegende Arm liegt gestreckt auf der linken Hand und dem linken Unterarm des Therapeuten. Die rechte Daumen-Zeigefingergabel des Therapeuten liegt im Interkostalraum der zehnten Rippe. Sie palpiert die Bewegung, geht mit der Rippe in die Inspirationsstellung nach kranial mit und geht dann mit sanftem Druck in die Exspirationsstellung (Abb. 4.20).

Während der Inspiration kann die zehnte Rippe mit der Daumen-Zeigefingergabel im Interkostalraum gehalten werden. Gleichzeitig wird über einen leichten Zug am Oberarm und Schultergelenk des Patienten der seitliche Brustkorb gedehnt. Mit der Exspiration wird die Dehnung an der Schulter gelöst, der Daumen des Therapeuten folgt der Rippe in die Exspirationsstellung. Diese Technik wird von der zehnten bis zur sechsten Rippe am seitlichen Thorax jeweils über mehrere Atemzüge ausgeführt. Es ist eine sanfte, atemsynchrone Mobilisation der Rippen und Dehnung der Interkostalräume. Wenn es der Patient toleriert, kann die Rechts-

4.4 Behandlungstechniken

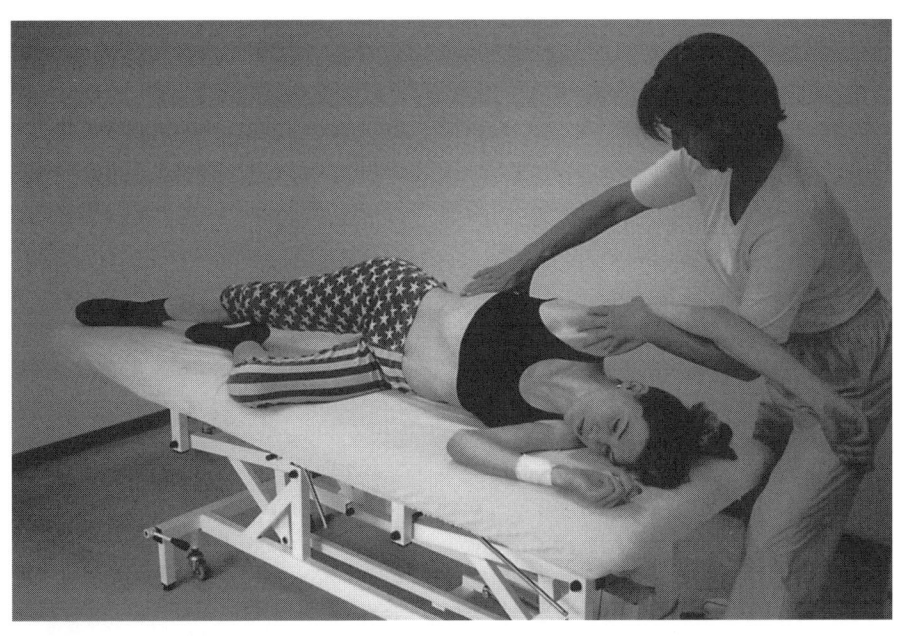

Abb. 4.20
Mobilisation der unteren Rippe in Seitenlage

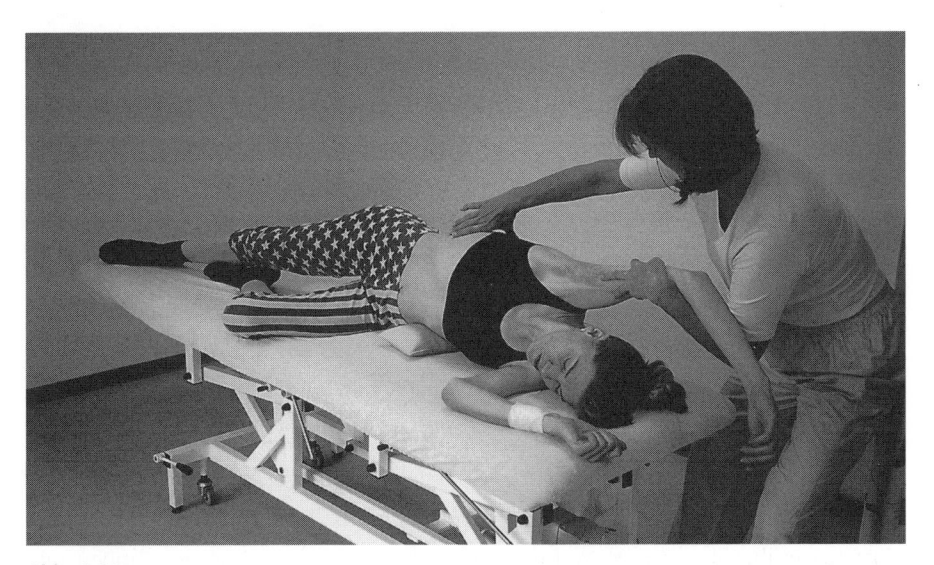

Abb. 4.21
Mobilisation der unteren Rippe mit Unterlagerung in Seitenlage

seitneigung durch Unterlagerung mit Kissen oder Halbrolle verstärkt werden, so wird auch der M. quadratus lumborum gedehnt *(Abb. 4.21)*.

Die Techniken werden von den Patienten als sehr angenhm empfunden, sie sollten bei sehr festen Thoraces mit einer Heißen Rolle vorbereitet werden. Sie werden beidseitig ausgeführt. Patienten mit hochfrequenter Atmung muss zwischen den Dehnungen Zeit für Atemzüge in ihrem Atemrhythmus gegeben werden. Pausen werden für Techniken aus der reflektorischen Atemtherapie, Packegriffe, Vibrationen oder Thoraxkompressionen genutzt.

Mobilisation der Rippen in Bauchlage

Der Patient liegt entspannt und gut gelagert in Bauchlage (wenn die Bauchlage toleriert wird!). Der Therapeut steht am Kopfende, seine Hände liegen neben der Wirbelsäule auf dem Thorax des Patienten. Seine Finger liegen in den Interkostalräumen. Sie fühlen die Atembewegung über einige Atemzüge und bewegen

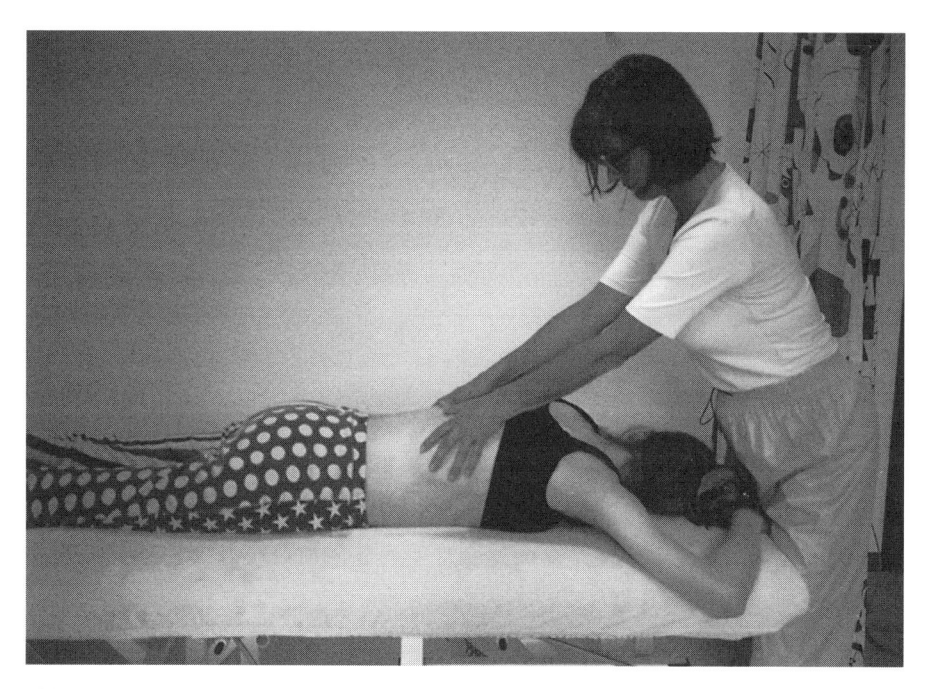

Abb. 4.22
Mobilisation in die Exspiration in Bauchlage

dann mit leichtem Druck die Rippen nach kaudal und medial in die Exspirationsstellung *(Abb. 4.22)*.

Vor der Mobilisation kann eine Heiße Rolle verabreicht werden, Thoraxkompressionen und Vibrationen sowie auch Atemreizgriffe aus der reflektorischen Atemtherapie unterstützen diese Behandlung in der Bauchlage.

Merke

Der Druck auf den Thorax in Bauchlage ist eine große Belastung für die Rippen. Vorsicht bei Osteoporose!

Mobilisationstechniken im Sitz

In die Lateralflexion

Der Patient sitzt in korrigierter Sitzhaltung mit aufgerichtetem Rücken, leichter Lendenwirbelsäulenlordose, hüftbreit abduzierten Oberschenkeln und aufgestellten Füßen. Der Therapeut steht hinter dem Patienten und stellt sein linkes Bein auf einen zweiten Hocker neben dem Patienten. Der Patient legt den linken Arm über das Knie des Therapeuten und seine rechte Hand stützend an seine Halswirbelsäule. Er legt die Daumen-Zeigefingergabel der rechten Hand in den untersten rechten Zwischenrippenraum des Patienten, palpiert die Bewegung der Rippe, umfasst dann die rechte Schulter des Patienten und dehnt die rechte Seite des Patienten über sein aufgestelltes Knie vorsichtig nach links. Die Dehnung erfolgt während der Inspiration, die Rippe wird dabei gehalten, während der Exspiration wird die

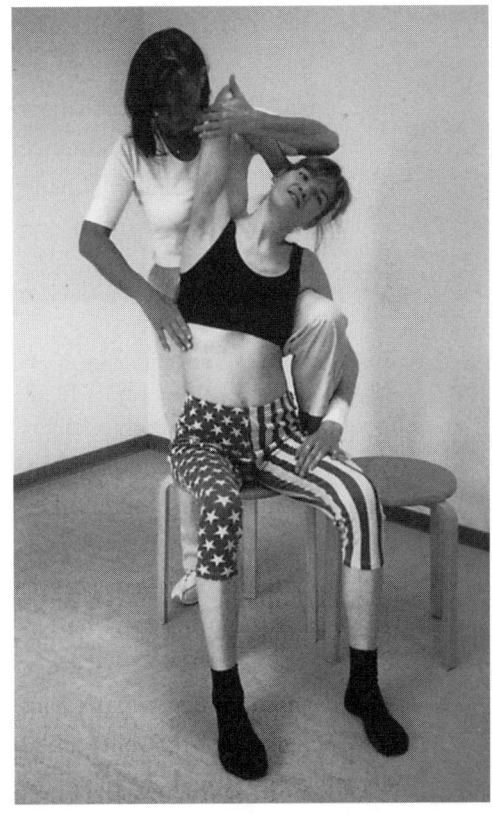

Abb. 4.23
Mobilisation in die Lateralflexion im Sitz

Dehnung gelöst. Die Mobilisation erfolgt von den unteren zu den oberen Rippen mit jeweils mehreren Wiederholungen und auf beiden Seiten *(Abb. 4.23)*.

In Extension der Brustwirbelsäule

Sitz wie vorher, der Patient umfasst seinen Hals mit beiden Händen, um seine Halswirbelsäule zu stabilisieren. Der Kopf wird mit etwas „chin in" gehalten. Der Therapeut steht seitlich vom Patienten, der Patient legt beide Arme auf den einen Arm des Therapeuten, die andere Therapeutenhand liegt dorsal als Widerlager an der Brustwirbelsäule. Während der Inspiration des Patienten schiebt der Therapeut den Oberkörper nach dorsal in die Aufrichtung des Rückens, mit der Exspiration geht er in die Ausgangsstellung zurück. Der Bewegungsablauf geht nur in eine frei mögliche Bewegungsrichtung, er soll weich und schmerzfrei sein. Die Halswirbelsäule darf beim Zurückgehen nicht überlordosiert werden *(Abb. 4.24)*.

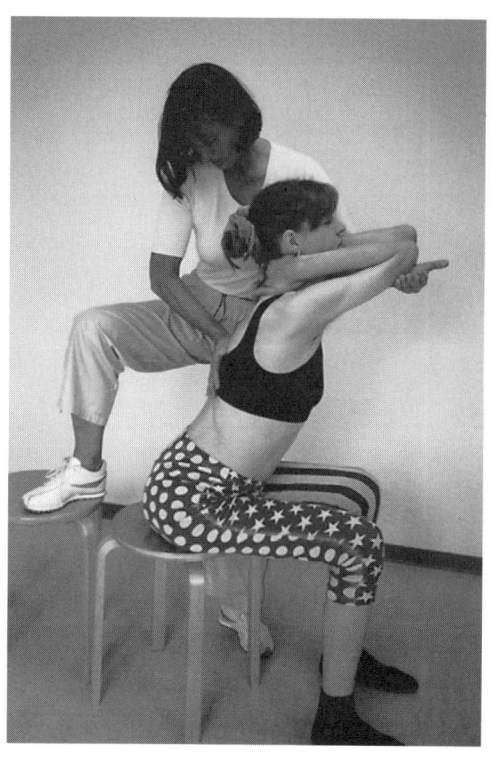

Abb. 4.24
Mobilisation in die Extension der Brustwirbelsäule im Sitz

Automobilisationen

Die Lateralflexion kann sehr gut ohne Hilfe geübt werden: Der Patient setzt sich so auf die Sitzfläche eines Stuhles, dass er seitlich zur Stuhllehne sitzt und den Arm über die Lehne legen kann, die andere Hand liegt im Nacken. Mit der Einatmung lehnt er sich über die Lehne, verstärkt die Lateralflexion und geht mit der Ausatmung in die Ausgangsstellung zurück. Die Lateralflexion kann mit der Rotation nach vorne und nach hinten kombiniert werden *(Abb. 4.25)*.

Die Extension wird im Sitz auf dem Stuhl geübt: Der Patient hat die Lehne mit Kissen im Rücken, das Lehnenende ist etwa in der Höhe des unteren Drittels der

4.4 Behandlungstechniken

Abb. 4.25
Automobilisation in die Lateralflexion im Sitz

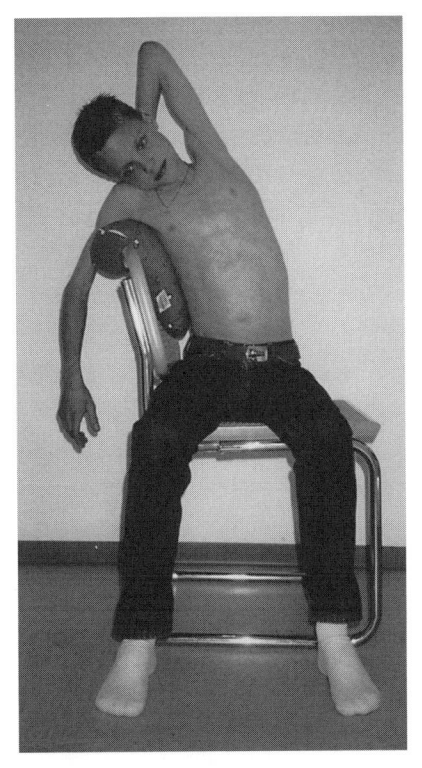

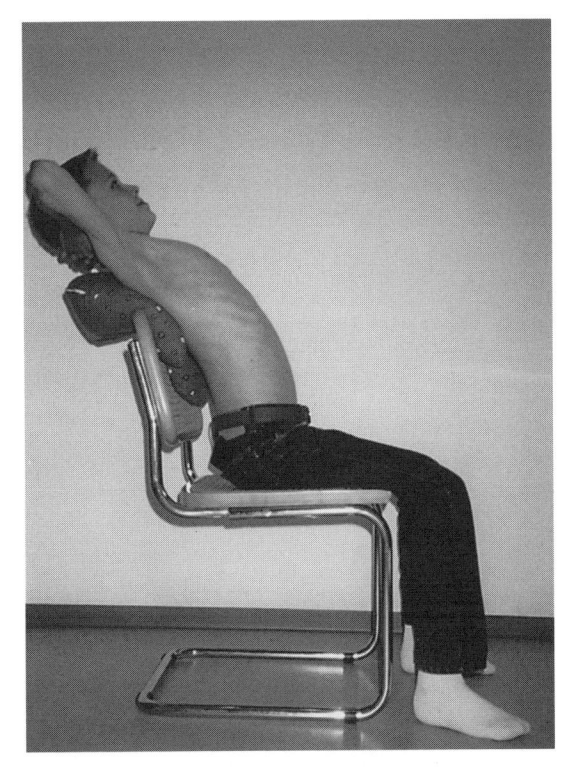

Abb. 4.26
Automobilisation in die Extension im Sitz

Schulterblätter, die Hände liegen stabilisierend im Nacken. Mit der Einatmung lehnt sich der Patient über die Lehne nach hinten, mit der Ausatmung geht er in die Ausgangsstellung zurück *(Abb. 4.26)*.

Mobilisation des zervikothorakalen Übergangs mit weichen Techniken

Diese Weichteiltechniken haben sich bei Patienten mit Reizhusten sehr bewährt. Scheinbar haben vorsichtige Mobilisationen und Traktionen der unteren HWS und der ersten thorakalen Segmente eine positive Wirkung auf das Zwerchfell und die gereizten Hustenrezeptoren. Der Patient liegt in entspannter Rückenlage, die Beine sind gebeugt unterlagert. Der Therapeut sitzt am Kopfende des Patienten. Nach weichen Querdehnungen des M. trapezius pars descendens oder vorbereitender Behandlung mit der Heißen Rolle werden die Fingerspitzen von Ringfinger, Mittelfinger und Zeigefinger beidseits der Dornfortsätze der oberen Brustwirbel angelegt und geben einen minimalen weichen Schub nach ventral und kranial, nach zwei bis drei Wiederholungen rutschen die Fingerkuppen ein Segment höher bis zum siebten Halswirbel. Die Kombination mit Querdehnungen der Nackenmuskulatur und Traktion der unteren Halswirbelsäule ist sinnvoll (siehe hierzu Abb. 5.1).

Querdehnungen

- des M. trapezius pars descendens *(Abb. 4.27)*
- der oberen Nackenmuskeln *(Abb. 4.28)*
- der seitlichen Halsmuskeln *(Abb. 4.29)*.

Der starke Atemhilfsmuskeleinsatz sowie anhaltender Husten kann zu Verkürzung und Verspannung der Hals-, Nacken- und Brustmuskulatur führen, die Dehnung nach vorheriger Wärmeanwendung ist ratsam.

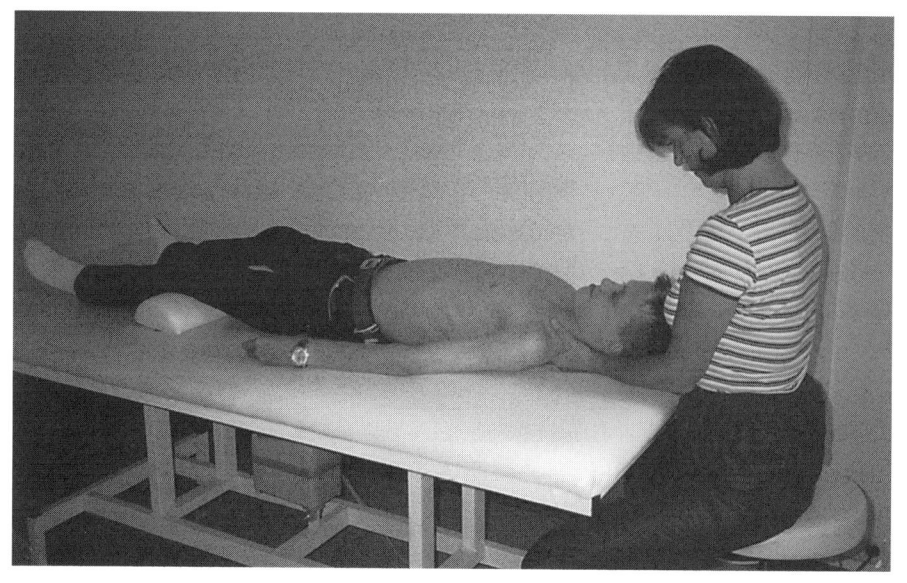

Abb. 4.27
Querdehnung M. trapezius in Rückenlage

4.4 Behandlungstechniken

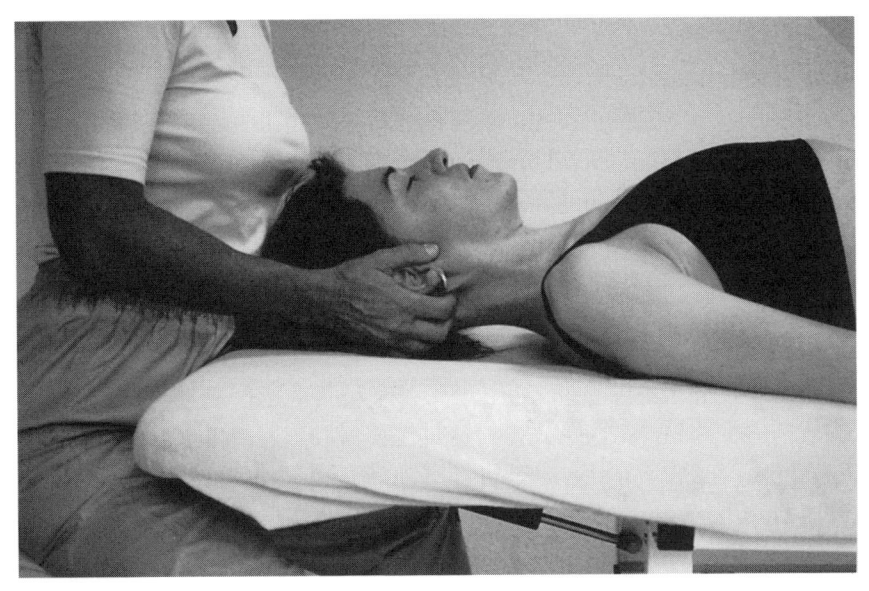

Abb. 4.28
Querdehnung obere Nackenmuskulatur in Rückenlage

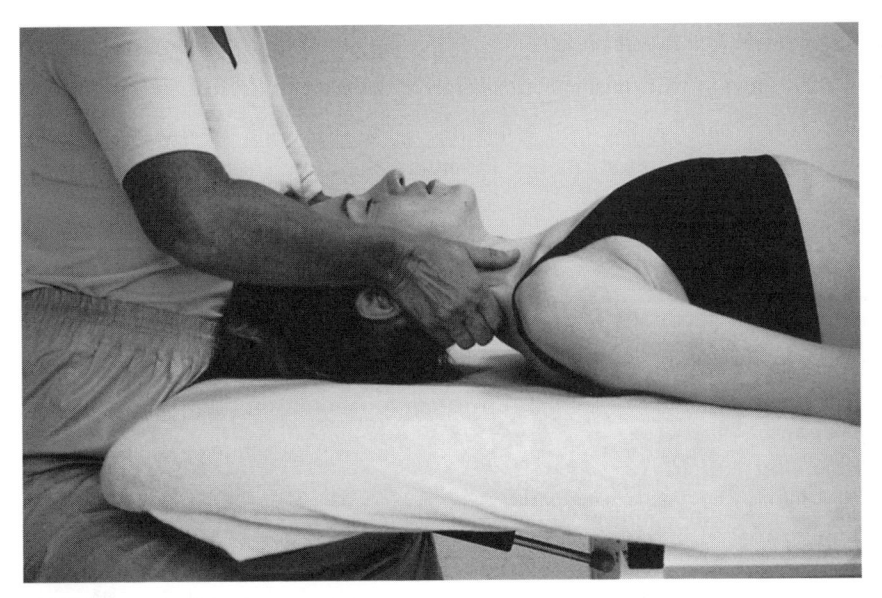

Abb. 4.29
Querdehnung seitliche Halsmuskulatur in Rückenlage

Muskeldehnungen

Dehnung des M. trapezius

Der Patient liegt in Rückenlage mit nach rechts (links) gedrehtem und nach links (rechts) geneigtem Kopf. Der Therapeut steht am Kopfende des Patienten und fixiert die rechte (linke) Schulter des Patienten mit der rechten (linken) Hand, die linke (rechte) Hand liegt im Nacken des Patienten und dehnt die Halswirbelsäule des Patienten vorsichtig nach links (rechts).

Dehnung der M. scaleni

Der Patient liegt in Rückenlage mit nach rechts (links) gedrehtem, links (rechts) geneigtem und leicht in den Nacken gelegtem Kopf. Der Therapeut steht am Kopfende und fixiert mit der rechten (linken) Hand die erste Rippe, die linke (rechte) Hand liegt im Nacken und bewegt die Halswirbelsäule vorsichtig nach links (rechts); Dehnung des vorderen M. scalenus. Für die Dehnung des hinteren Scalenus dreht der Patient den Kopf nach links (rechts) und beugt die Halswirbelsäule etwas.

Dehnung des M. levator scapulae

Der Patient liegt in Rückenlage, der Kopf ist leicht nach links (rechts) gedreht und geneigt. Der Therapeut steht am Kopfende, fixiert mit der rechten (linken) Hand das rechte (linke) Schulterblatt des Patienten, die linke (rechte) Hand liegt im Nacken und dehnt den Kopf nach links (rechts) und in die Flexion der Halswirbelsäule.

Dehnung des M. pectoralis

Patient liegt in Rückenlage am Rand der Behandlungsliege. Der Therapeut dehnt den gestreckten außenrotierten Arm in Flexion, Abduktion und Außenrotation.

Mobilisation von TH 12

Der Patient liegt in Seitenlage links, die Hüft- und Kniegelenke sind gebeugt, die Taille mit einer Rolle unterlagert. Der Therapeut steht vor dem Patienten, seine linke Hand liegt als Widerlager am Rücken auf dem lumbothorakalen Übergang (L2 ist dorsal auf der Höhe des Bauchnabels), sein rechter Unterarm liegt vor der

4.4 Behandlungstechniken

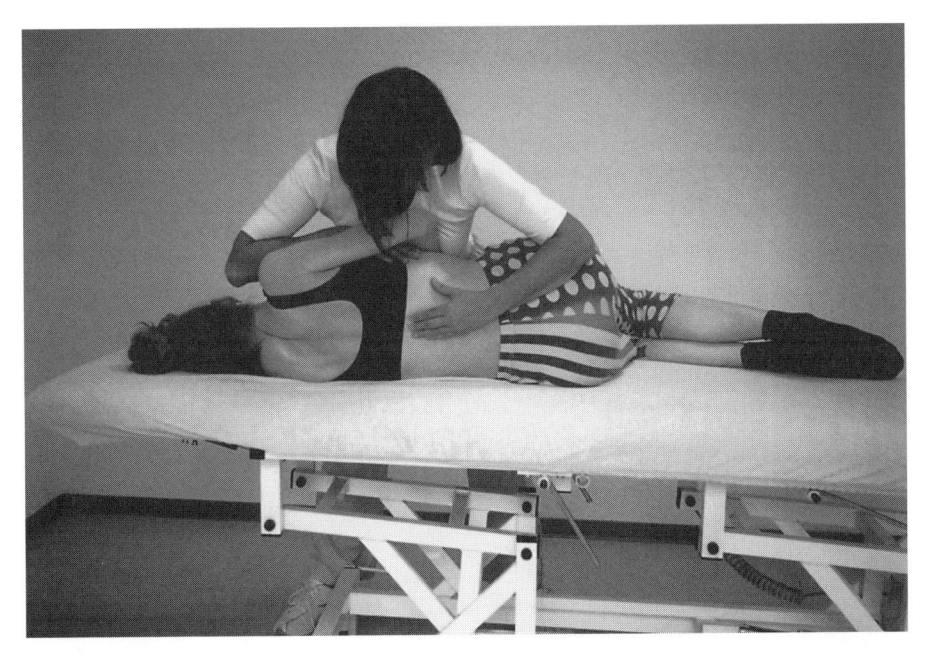

Abb. 4.30
Mobilisation der Brustwirbelsäule in Seitenlage

rechten Schulter des Patienten, seine rechte Hand über seiner linken Hand an der Wirbelsäule. Während der Einatmung des Patienten gibt der Therapeut mit seinem rechten Unterarm einen leichten Schub über die rechte Patientenschulter in die Extension und Rotation des Rumpfes, mit der Ausatmung geht die Bewegung in die Ausgangsstellung zurück *(Abb. 4.30)*.
Der Patient liegt in Rückenlage am Rand der Behandlungsliege, die Knie- und Hüftgelenke sind gebeugt. Der Therapeut steht seitlich, legt sich die Unterschenkel des Patienten auf die Schulter, fixiert mit den Händen die Oberschenkel des Patienten und dreht mit seiner leichten Rückwärts- Abwärtsbewegung die Oberschenkel und das Becken des Patienten zu sich hin. Auch diese Mobilisation wird mit der Einatmung in die Rotation kombiniert, mit der Ausatmung geht die Bewegung in die Ausgangsstellung zurück *(Abb. 4.31)*.
Die Bewegung ist auch als Automobilisation möglich, die gebeugten Beine werden dann etwas angehoben und im Atemrhythmus gedreht *(Abb. 4.32)*.

Kapitel 4 Atemtherapie

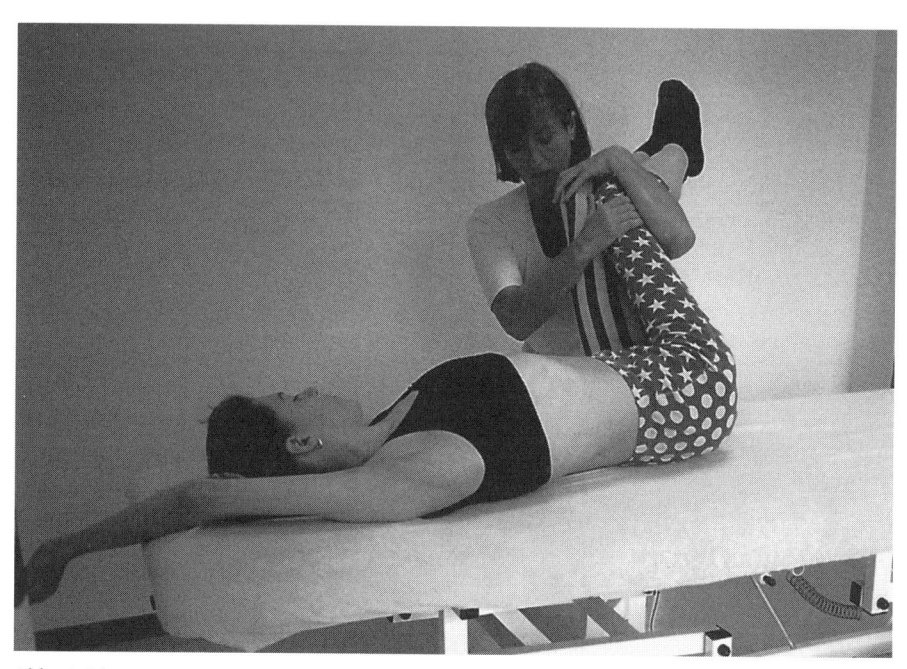

Abb. 4.31
Mobilisation der unteren Brustwirbelsäule aus der Rückenlage

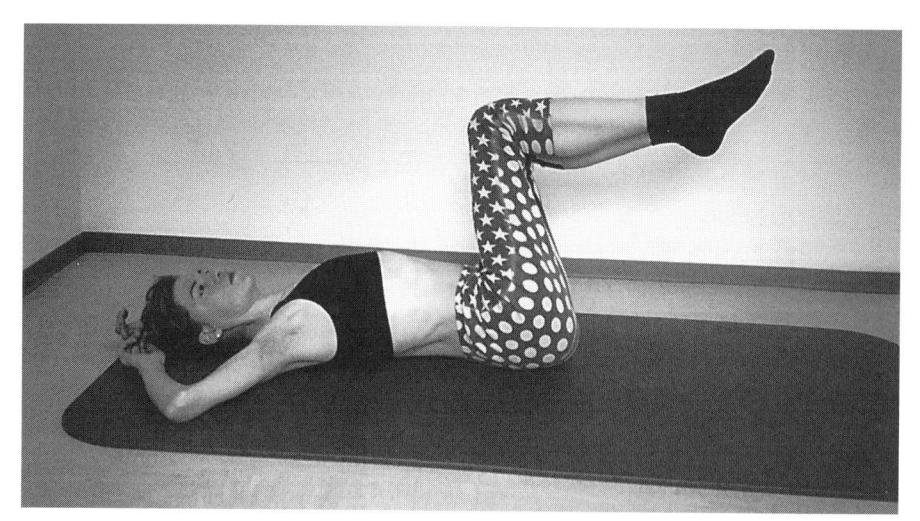

Abb. 4.32
Automobilisation aus der Rückenlage

4.4.5 Inhalationstechniken

Einige Medikamente werden inhalativ verabreicht. Sie gelangen so direkt an die Bronchialschleimhaut, ihren Wirkungsort. Manche Patienten inhalieren regelmäßig, andere nur selten bei Bedarf. Alle Patienten, die im Befund die Frage nach der Inhalation mit ja beantwortet haben, sollten unbedingt angeleitet bzw. kontrolliert werden.

Inhalation mit dem elektrischen Vernebler

Mit dem elektrischen Vernebler können Medikamente zur Bronchialerweiterung und Schleimverflüssigung, aber auch antientzündliche und andere Wirkstoffe inhaliert werden.

Durch Druckluft wird das flüssige Medikament in einen feinen Nebel verwandelt, der eingeatmet wird und durch seine optimale Teilchengröße tief in das Bronchialsystem eindringen kann. Der PARI BOY® oder PARI TurboBOY® sind die am häufigsten verordneten Inhaliergeräte, sie sind klein und handlich. Inzwischen wurden diese Geräte durch eine neue Generation von Kompressoren, den PARI BOY® N-Produkten, abgelöst. Durch deren bessere Leistung wird die Inhalationszeit verkürzt und die Deposition der Medikamente optimiert. Der PARI MASTER zeichnet sich vor allem durch seine Robustheit und Langlebigkeit aus. Um sich von der Steckdose unabhängig zu machen, kann der PARI UNIVERSAL hilfreich sein, er hat einen Akku und entspricht in seiner Funktion dem PARI BOY®. Es werden verschiedene Vernebler angeboten, die individuell dem Patienten angepasst werden *(Abb. 4.33)*.

Der Patient hält das Mundstück im Mund und kann durch die Inhalette ein- und ausatmen, die Handhabung

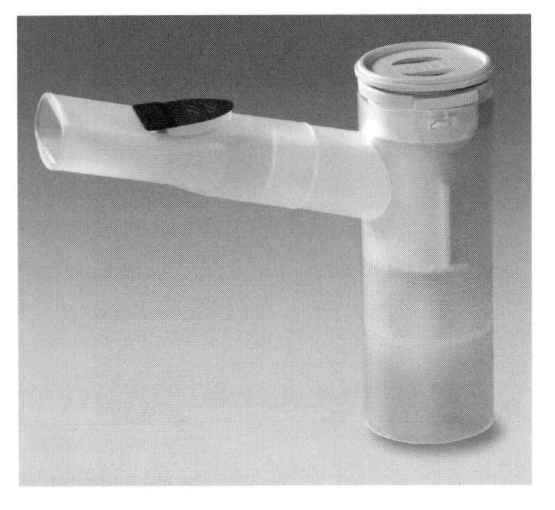

Abb. 4.33
PARI LC PLUS für Dauerverneblung

Kapitel 4   Atemtherapie

ist einfach, der Medikamentenverlust ist gering. Bei der in Abbildung 4.34 gezeigten Inhalette wird bei der Einatmung die Unterbrechertaste gedrückt, bei der Ausatmung wird die Verneblung durch Loslassen der Unterbrechertaste gestoppt.

Die Möglichkeit mit Unterbrecher erlaubt einige Exspirationsvarianten während der Inhalation:

▷ Das Aerosol wird durch das Mundstück eingeatmet, die Luft wird angehalten, und es wird durch die Nase oder durch das Mundstück ausgeatmet (leichter exspiratorischer Widerstand).

▷ Durch Mundstück einatmen, Inhalette aus dem Mund nehmen und durch RC-Cornet® (s. S. 86) ausatmen.

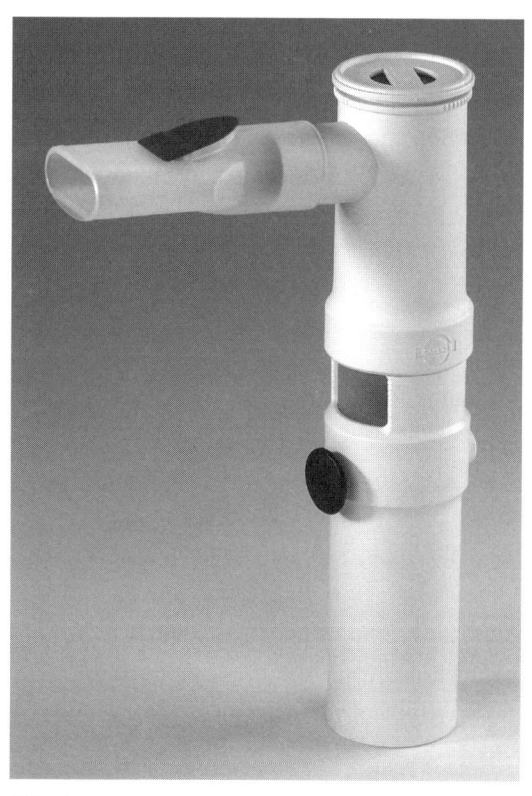

Abb. 4.34
PARI LL mit Unterbrecher

▷ Durch Mundstück einatmen, Inhalette aus dem Mund nehmen, Luft anhalten und mit Lippenbremse ausatmen.

▷ Durch Mundstück einatmen, Inhalette aus dem Mund nehmen, Luft anhalten und durch den Flutter (s. S. 88) ausatmen.

▷ Durch Mundstück einatmen, Luft anhalten und durch das PARI-PEP-System ausatmen, das PEP-System kann bei dieser Inhalette aufgesteckt werden.

Die Inhalation wird in einer bequemen Position durchgeführt:
▷ angelehnter Sitz, dabei werden die Arme möglichst auf Armlehnen abgelegt
▷ Sitz mit auf dem Tisch abgestützten Armen
▷ Seiten- oder Rückenlage bei bettlägerigen Patienten (atemerleichternde Stellungen s. S. 46).

Um eine optimale Deposition der Medikamente zu erreichen, soll folgendermaßen inhaliert werden:
▷ Tiefe, entspannte Einatmung, dabei das Mundstück zwischen die Zähne nehmen und mit den Lippen umschließen.
▷ Dann wird die Luft zwei bis drei Sekunden angehalten, während dieser Pause kann das Aerosol noch etwas tiefer in die Atemwege bzw. hinter den Schleim gelangen.
▷ Es folgt eine verlängerte Exspiration, die zunächst passiv und dann aktiv ist.

Die Ausatmung erfolgt je nach Inhalette:
▷ durch die Nase
▷ durch das Mundstück der Inhalette
▷ mit Lippenbremse
▷ mit RC-Cornet®
▷ mit Flutter
▷ mit PARI-PEP-System.

Die Inhalation wird unbedingt mit dem Patienten geübt; spätestens in der zweiten oder dritten Sitzung einer Behandlungsserie wird mit der Inhalette, dem Schlauch und der Inhalationslösung des Patienten (ein Inhaliergerät sollte in der Praxis vorhanden sein) inhaliert. Dabei wird die Inhalationstechnik je nach Inhalette besprochen und geübt. Einige Patienten atmen bei der Inhalation viel zu schnell, für andere ist der Atemrhythmus mit den tiefen Atemzügen und den Pausen zu anstrengend, sie müssen normale Atemzüge einschieben. Diese Schwierigkeiten müssen beobachtet, besprochen und gegebenenfalls korrigiert werden. Alle Medikamente, die in den Bronchien und an der Bronchialschleimhaut wirksam sein sollen, werden durch das Mundstück inhaliert. Die Nase kann evtl. mit den Fingern oder einer Nasenklemme zugehalten werden. Nur Medikamente, die an der Nasenschleimhaut wirken sollen, werden mit der Maske und Einatmung durch die Nase inhaliert.
Wichtig ist die Hygiene! Vor der Inhalation und dem Einfüllen der Medikamente müssen die Hände gründlich gewaschen werden. Nach der Inhalation wird die Inhalette ganz auseinander genommen, die einzelnen Teile werden unter fließen-

dem heißem Wasser mit einer kleinen Flaschenbürste mit Spülmittel gereinigt und danach gut abgespült. Dann werden die Teile abgetrocknet auf ein sauberes Tuch gelegt. Sie werden erst vor der nächsten Inhalation, komplett trocken, mit gewaschenen Händen wieder zusammen gesteckt.

Der Trockenvorgang kann, wenn häufig inhaliert werden muss, mit dem Föhn beschleunigt werden. Auch das Kompressorgehäuse wird mit einem feuchten Tuch abgewischt. Das Auseinandernehmen der Inhalette ist für ältere Patienten oft schwierig, es muss mit Zeit und viel Geduld geübt werden. (Eine unserer Patientinnen hatte nach zwei Jahren regelmäßiger Inhalation das Gerät noch nie sauber gemacht oder auseinander genommen und sicher auch wenig Medikamente inhaliert, denn die Düsen waren komplett verstopft, den Medikamentenrest hatte sie nach 15 Minuten „Inhalation" immer weggeschüttet.)

Bei täglicher Inhalation wird die Inhalette einmal wöchentlich desinfiziert, die einzelnen Teile werden ausgekocht oder im Vaporisator mit Wasserdampf desinfiziert. Einmal im Jahr werden bei regelmäßiger Inhalation Inhalette und Schlauch ersetzt.

Inhalation mit Dosieraerosol

Vor dem Gebrauch wird das Spray kräftig geschüttelt. Dann wird die Schutzkappe entfernt, der Behälter zeigt nach oben, das Mundstück ist unten.

Der Patient setzt sich oder stellt sich aufrecht hin und atmet gut aus, dann nimmt er das Mundstück in den Mund, umschließt es mit den Lippen und legt den Kopf etwas in den Nacken. Jetzt atmet er tief ein und drückt gleichzeitig auf den Aerosolbehälter, dann wird der Atem für zehn Sekunden angehalten, danach wird durch die Nase oder mit Lippenbremse ausgeatmet.

Pulverinhalation

Der Turbohaler oder Diskus wird geöffnet, das Medikament durch drehen oder schieben bereit gestellt. Dann wird gut ausgeatmet, danach wird das Mundstück des Inhalators mit den Lippen fest umschlossen und tief eingeatmet. Die Luft wird zehn Sekunden angehalten, und dann wird durch die Nase oder mit Lippenbremse ausgeatmet. Nach der Inhalation von Medikamenten, die Kortison enthalten, muss der Mund ausgespült werden, damit kein Mundpilz auftritt.

4.4.6 Apparative Atemhilfen

Es gibt verschiedene apparative Atemhilfen, die den Sekrettransport positiv beeinflussen und dem Patienten die Atemtherapie erleichtern. Die Atemhilfen werden in Kombination mit Atemtechniken und Inhalationstechniken eingesetzt, können aber bei Kindern oder älteren Patienten, wenn Atemtechniken nicht möglich sind, allein Verwendung finden.

Positive Exspiratory Pressure = PEP-System

Wirkungen der Atmung mit positivem exspiratorischen Druck sind:
▷ die Verbesserung der kollateralen Ventilation
▷ die Bewegung des Schleims
▷ Verflüssigung des Schleims durch Oszillationen
▷ Transport des Schleims zum Mund durch den positiven Druck bei der Exspiration.

Bei dem PARI-PEP-System wird gegen variable Widerstände ausgeatmet, diese Stenosen werden durch Verstellen des Gerätes auf Löcher von 1,5–5 mm hergestellt.
An dieses System kann ein Manometer angeschlossen werden, das den Ausatemdruck anzeigt. Durch das Ausatmen gegen diesen variablen Widerstand steigt der intrabronchiale Druck, die Atemwege bleiben deshalb bei der Ausatmung offen (Vermeiden von Bronchialkollaps). Durch vertiefte Atemzüge mit starken Bronchialkaliberschwankungen kann der Sekrettransport verbessert werden. Auch kann es für Asthmatiker und Patienten mit instabilen Atemwegen bei Dyspnoe entspannend sein, gegen einen ihnen angenehmen Widerstand über längere Zeit auszuatmen.

Anwendung
Zuerst muss die richtige Stenose gefunden werden. Mit dem für ihn geeigneten Widerstand kann der Patient ein bis zwei Minuten problemlos einatmen und durch das PEP-System ausatmen, das probieren Patient und Therapeut gemeinsam. Hat der Patient ein hyperreagibles Bronchialsystem oder Infekte, so muss er den Widerstand ändern und seiner Tagesform anpassen.

▷ Nach einer tiefen Inspiration mit langsamer Luftströmung wird die Luft zwei Sekunden angehalten.
▷ Dann wird gegen den Widerstand vollständig ausgeatmet, wobei der Druck auf dem Manometer abgelesen wird und nicht über 20 cm Wassersäule steigen soll.
▷ Nach Zyklen von 15–20 Wiederholungen wird eine Pause eingelegt. Die ersten Zyklen macht der Patient mit Kontrolle des Manometers, dann kontrolliert der Therapeut den Druck und gibt dem Patienten eine Rückmeldung. So bekommt der Patient ein Gefühl für den richtigen exspiratorischen Druck und kann dann das PEP-System bald ohne Manometer nutzen.
▷ Die PEP-Atmung kann (in Zyklen) mit der Inhalation verbunden werden.

Merke

Wenn der Patient nach der PEP-Atmung erschöpft ist, ist der Widerstand der Stenose zu hoch, die Zyklen sind zu lang oder die Pausen zu kurz.

Das PARI PEP-System gibt es als PARI-PEP-System I ohne Manometer und als PARI-PEP-System II mit einem Druckmesser bis 100 mbar und dem dazugehörigen Anschlussteil.
Das PEP-System kann auf die Inhalette des Inhaliergerätes gesteckt werden.
Das PEP-System ist autoklavierbar *(Abb. 4.35 und 4.36)*.

RC-Cornet®

Eine weitere exspiratorische Stenose ist das RC-Cornet®. In einem gekrümmten Rohr liegt ein Ventilschlauch, in den über ein Mundstück mit verstellbarem Druck hinein geblasen wird, dabei entstehen in den Atemwegen Vibrationen sowie Druck- und Flussschwan-

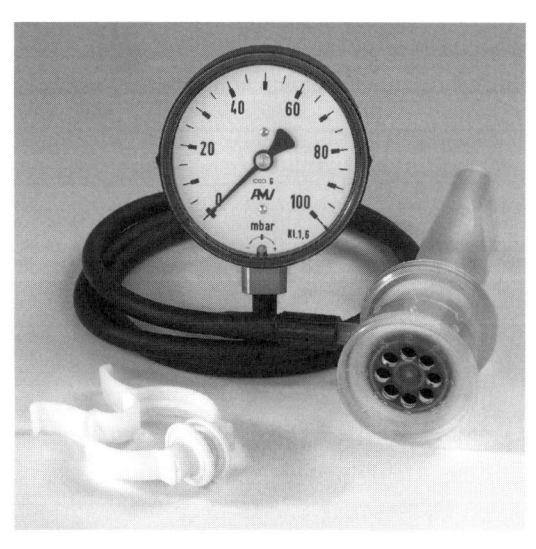

Abb. 4.35
PARI-PEP-System mit Manometer

kungen. Die Oszillationen bei der Ausatmung unterstützen den Schleimtransport. Das RC-Cornet® kann in allen Positionen des Patienten genutzt werden.

Es eignet sich außerdem, da der exspiratorische Druck sehr leicht eingestellt werden kann, für Patienten mit einem schlechten FEV1-Wert. Die Oszillationen sind auch bei wenig exspiratorischer Kraft noch am Ende der Ausatmung zu spüren.

Anwendung
▷ das Mundstück des RC Cornet mit den Lippen umschließen
▷ durch die Nase einatmen
▷ die Luft zwei Sekunden anhalten
▷ durch das RC Cornet ausatmen, der richtige Widerstand wird durch das Drehen des Krümmers gefunden
▷ in Zyklen von 15–20 Exspirationen wird ausgeatmet, bis sich Sekret lockert und bewegt.

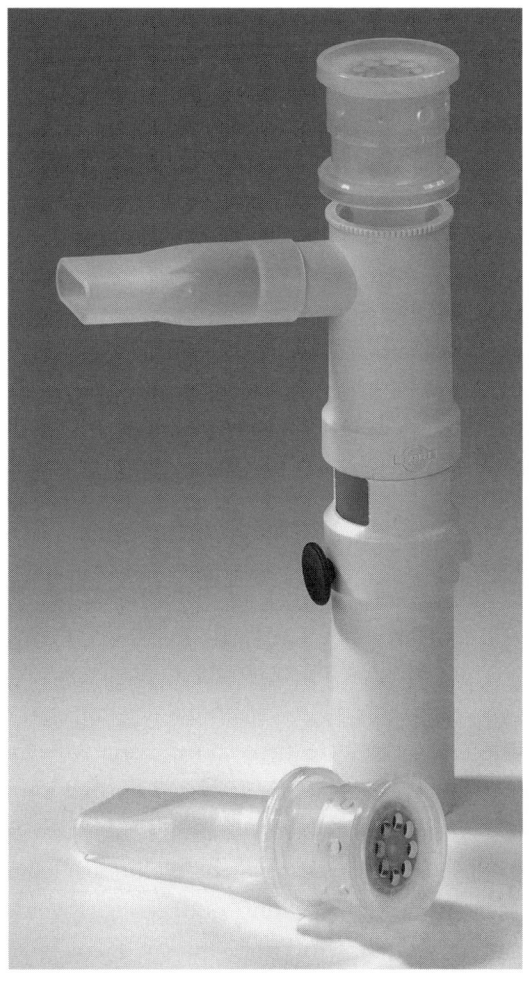

Abb. 4.36
PEP-System mit PARI LL

Das RC-Cornet® kann bei der Inhalation mit dem elektrischen Vernebler genutzt werden: einatmen mit dem Aerosol, ausatmen durch das RC-Cornet®. Die Firma Pari bietet eine Inhalette mit Anschluss für das RC-Cornet® an, das vereinfacht die Inhalation und Exspiration durch das Cornet. Das RC-Cornet® ist autoklavierbar.

Vario Resistance Pressure = VRP I Flutter

Seit 1989 steht mit dem Flutter eine effektive Atemhilfe zur Verfügung, die leicht zu handhaben ist und auch mit exspiratorischen Druckschwankungen arbeitet. In einer Art kleinen Pfeife liegt in einem Trichter eine 28 g schwere Kugel, die durch den Ausatemfluss hochgedrückt wird, dann aber zurückrollt. Durch diesen Vorgang entstehen Druckschwankungen. Es kommt zu Oszillationen des Luftstroms. Der Schleim wird von den Bronchialwänden abgelöst und mundwärts tranportiert. Die Kugel erzeugt einen exspiratorischen Atemwegswiderstand, die Atemwege bleiben offen, eine Bronchialkompression wird vermieden. Durch unterschiedliche Haltungen des Gerätes können die Oszillationen variiert werden:
▷ Haltung des Flutters nach oben – Oszillationsfrequenz steigt
▷ Haltung des Flutters nach unten – Oszillationsfrequenz sinkt.

Anwendung
▷ den Flutter mit den Lippen umschließen und durch die Nase einatmen
▷ die Luft zwei Sekunden anhalten
▷ durch den Flutter ausatmen – Oszillationsfrequenz bestimmt der Patient
▷ der Flutter kann bei der Exspiration abgesenkt werden – Druck und Oszillationsfrequenz sinken dann zum Ende der Ausatmung hin
▷ in Zyklen von 15–20 Exspirationen wird ausgeatmet – kurze Pause
▷ die Zyklen wiederholen, bis sich Sekret lockert und bewegt
▷ in den umgedrehten Flutter (Pfeifenkopf steht nach unten) kann zur Sekretabgabe „gehufft" oder gehustet werden
▷ die schwere Eisenkugel kann im Bedarfsfall (FEV1 sehr niedrig) durch eine Glasmurmel ersetzt werden
▷ nach Gebrauch wird der Flutter zerlegt, mit Spülmittel und heißem Wasser gereinigt und erst gut getrocknet wieder benutzt.

Der Flutter kann bei der Inhalation mit dem elektrischen Vernebler genutzt werden: einatmen mit dem Aerosol, ausatmen durch den Flutter. Der Flutter ist autoklavierbar.

BA-TUBE

Die BA-TUBE ist ein kleines, handliches und sehr preiswertes Gerät. Durch ein „Pfeifchen", an dessen Kappe durch Drehen ein Widerstand von null bis sieben eingestellt werden kann, atmet der Patient mit dem für ihn günstigen Widerstand aus.

Anwendung

▷ einatmen
▷ Luft zwei Sekunden anhalten
▷ durch die BA-TUBE ausatmen, Widerstand individuell einstellen.

Die BA-TUBE ist autoklavierbar.

4.4.7 Behandlung mit Hivamat

Das Elektrotherapiegerät Hivamat (= **hi**stologisch **va**riable **ma**nuelle Technik) wurde in den 1980er Jahren entwickelt. Es unterstützt bei posttraumatischen Schwellungen die Entstauung des Gewebes mit Erfolg. Zwischen zwei Elektroden, eine hält der Patient in der Hand, die andere klebt am Arm des Therapeuten, entsteht durch minimalen elektrischen Strom ein elektrostatisches Feld. Die Hände des Therapeuten streichen mit leichtem Druck über das Gewebe des Patienten, erzeugen rhythmische, tief gehende Oszillationen und aktivieren damit den Transport im Gewebe des Patienten. Der Therapeut trägt Spezialhandschuhe, er arbeitet entstauend und ableitend, vergleichbar der Lymphdrainage. Diese oszillierende Therapie wird vom Patienten als angenehme, entspannende und entlastende Vibration empfunden. Sie kann direkt nach traumatisch oder postoperativ bedingten Schwellungen angewandt werden, um die Ödembildung gering zu halten und Flüssigkeit aus dem Interstitium weiter zu pumpen.
In der Atemtherapie wird die Therapie mit „Hivamat 200 Deep Oscillation" am Brustkorb appliziert. Sie kann in verschiedenen Ausgangsstellungen wie Seitenlagen, Rückenlage, Bauchlage oder Sitz angewandt werden und unterstützt den Sekrettransport des Patienten.
Während der Hivamat-Behandlung kann der Patient Atemtechniken oder autogene Drainage anwenden oder mit apparativen Atemhilfen ausatmen. Die ent-

spannende Wirkung des Hivamat ist besonders für schwer kranke Patienten mit zunehmender Ateminsuffizienz, die oft nur ein bis zwei Sekret fördernde Atemzüge machen können, atemerleichternd und hilfreich bei der Mobilisation von Sekret. Nach Operationen an der Lunge kann das oft sehr schmerzhafte Wundgebiet bzw. das Narbengebiet mit dem Hivamat-Gerät behandelt und gelöst werden.

4.4.8 Übungen mit und ohne Gerät

Hier sind einige Übungen zusammengestellt, die der Patient in der Einzeltherapie oder in der Gruppe erlernen und auch zu Hause durchführen kann.
Zielsetzungen der Übungen sind:
▷ durch den Umlagerungseffekt die Durchblutung und Belüftung der Lunge zu fördern
▷ die Zwerchfellatmung zu aktivieren und bewusst zu machen
▷ den Thorax zu mobilisieren und aus der zunehmend „krummen" Haltung zu bringen
▷ verkürzte Muskeln wie die feste Bauchdecke und die Brustmuskeln zu dehnen
▷ und die Rückenmuskulatur zu aktivieren.

Die Übungen erfordern teilweise sehr viel Beweglichkeit, bedürfen daher oft der Vorarbeit, wie Aufwärmen, Dehnen oder ein Erarbeiten in kleineren Schritten. Sie müssen natürlich auf die aktuelle Situation und die Fähigkeiten des Patienten abgestimmt werden.

Therapeutische Körperstellungen

Diese Übungen wurden aus dem Yoga übernommen. Frau Elisabeth Keil, Physiotherapeutin in Norderney, modifizierte sie für die Anwendungsmöglichkeit in der Atemtherapie.

Schraube

Patient liegt in Rückenlage, der rechte (linke) Arm liegt in Flexion, das rechte (linke) gebeugte Bein wird über die Körpermitte nach links (rechts) gedreht, und Unterschenkel und Knie links (rechts) abgelegt. In dieser Position bleibt der Patient

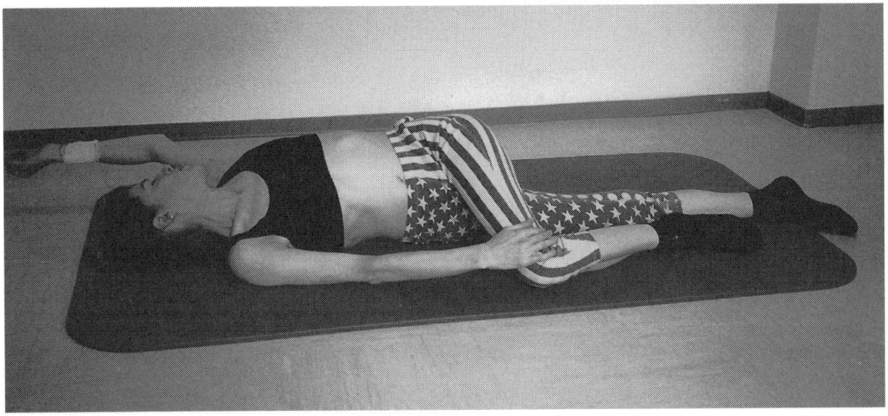

Abb. 4.37
Schraube

über zehn Atemzüge liegen. Es folgt eine Pause in Rückenlage, in der die erreichte Zwerchfellatmung mit Kontakt der Hände auf dem Bauch erspürt wird, dann wird die Schraube in der Gegendrehung über zehn Atemzüge gehalten. Der Vorgang wird drei bis vier Mal wiederholt *(Abb. 4.37)*.

Rutsche

Aus dem Vierfüßlerstand werden die Arme nach vorne geschoben, bis Arme und Rücken eine Linie (Rutsche) bilden. Über zehn Atemzüge in der Position verharren, dann für die Entspannungsphase auf den Fersen absetzen. Durch die Kopftieflage bei dieser Übung arbeitet das Zwerchfell gegen die Schwere, die Ausatmung ist durch den Schub des Bauchinhalts erleichtert. Drei bis vier Wiederholungen *(Abb. 4.38)*.

Fisch

In Rückenlage legt der Patient die Handflächen unter das Gesäß, stützt sich über die Unterarme und Ellenbogen so hoch, dass die Brustwirbelsäule hohl wird. Diese Überstreckung kann auch durch einen Stickball oder eine Rolle erzeugt werden. Entspannungsphase mit Wahrnehmung der erarbeiteten Zwerchfellatmung ist die Rückenlage. Drei bis vier Wiederholungen *(Abb. 4.39)*.

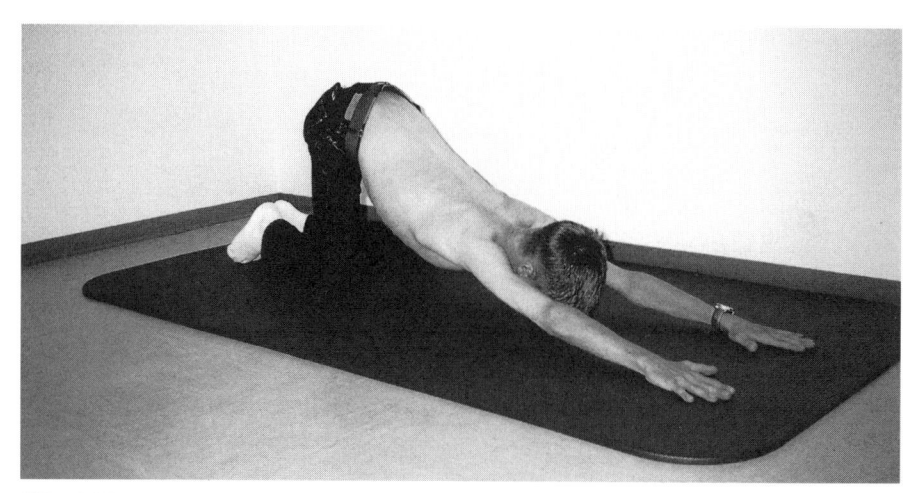

Abb. 4.38
Rutsche

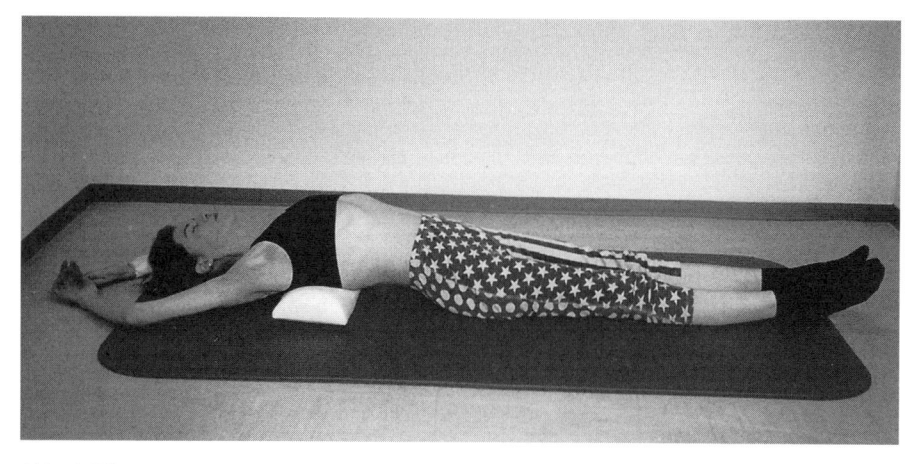

Abb. 4.39
Fisch

Übungen mit dem großen Stickball

Sitz auf der Matte vor und an dem Stickball, die Beine sind angebeugt, die Hände liegen im Nacken *(Abb. 4.40)*.

4.4 Behandlungstechniken

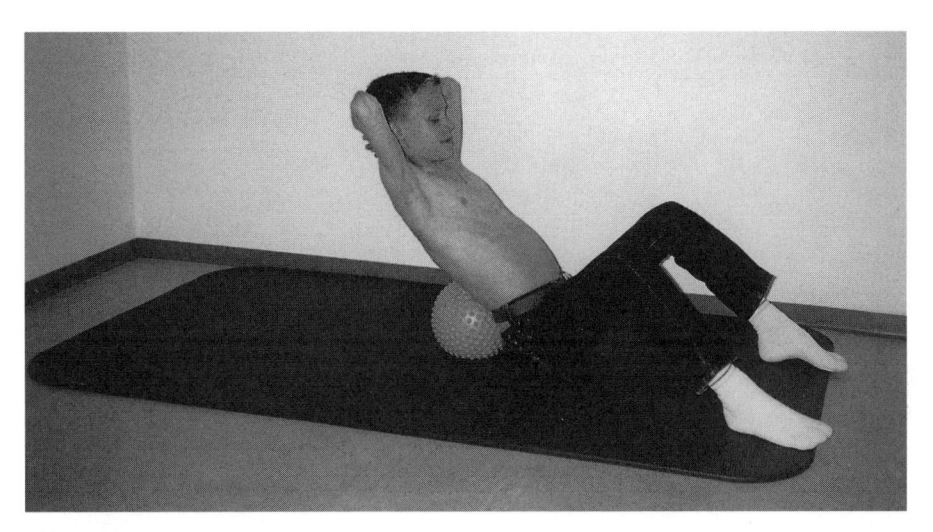

Abb. 4.40
Übung mit dem großen Stickball

▷ Ball liegt an der BWS, den Oberkörper längs dem Ball nach rechts und links schaukeln
▷ Oberkörper über der Ball hoch schieben, Ball rollt an der WS etwas nach kaudal, Hüften strecken sich leicht
▷ Stickball zwischen die Schulterblätter legen, Becken anheben und über den Ball nach rechts und links rollen
▷ In Seitenlage auf dem Ball liegen, ohne Ball entspannen
▷ In Rückenlage auf dem Ball liegen, ohne Ball entspannen.

Partnerübungen mit dem großen Stickball

▷ Ein Partner in entspannter Bauchlage, der andere Partner rollt mit sanftem Druck den Ball über den Rumpf, Arme und Beine (Druck kann geändert werden).
▷ Ein Partner liegt mit dem Rücken auf dem Ball, die Beine sind angestellt, die Hände liegen im Nacken, seine gebeugten Arme auf den Händen des anderen Partners, der hinter ihm sitzt und den Liegenden über den Ball nach rechts und links rollt *(Abb. 4.41)*.

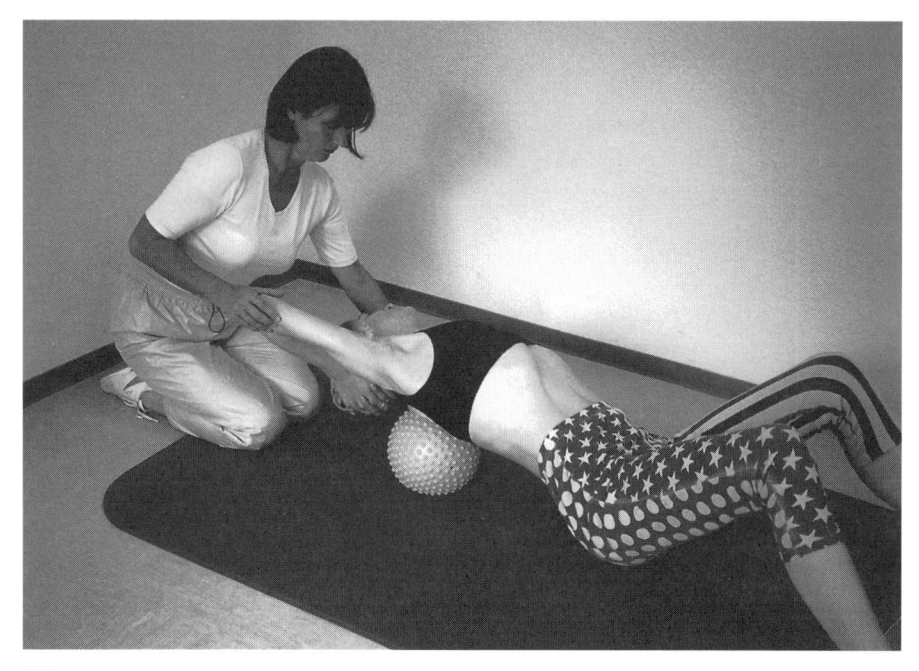

Abb. 4.41
Partnerübung mit dem Stickball

Übungen im Stand
▷ Die Partner stehen mit dem Ball zwischen sich Rücken an Rücken. Sie bewegen dann den Ball um sich herum und nach oben und unten, ohne dass der Ball herunterfällt.
▷ Die Partner stehen mit dem Ball zwischen dem unteren Rücken und versuchen in die Hocke zu gehen.

Übungen im Sitz
▷ Die Partner sitzen Rücken an Rücken mit dem Ball in unterschiedlichen Höhen der Wirbelsäule. Er wird dadurch bewegt, dass sich die Partner vorwärts/rückwärts und rechts/links neigen.
▷ Der Ball liegt zwischen den Schulterblättern der Partner. Die Schultergürtel werden vor und zurück gedreht, dabei können die Arme hängen, angewinkelt oder nach vorne gestreckt sein.

4.4 Behandlungstechniken

Übungen mit dem kleinen Stickball
▷ In Rückenlage auf zwei kleinen Bällen (zwischen den Schulterblättern) liegen, entspannen, abwarten bis der Druck nachlässt, dabei die Atmung wahrnehmen, Bälle wegnehmen Druckerleichterung wahrnehmen.
▷ Wie oben, beide Bälle unter die Iliosakralgelenke legen.

Übungen in Rückenlage
Die Beine werden angebeugt, die Füße auf die beiden Bälle gestellt
▷ Bälle vor und zurück bewegen, in Kreisen zueinander und auseinander rollen.
▷ Beide Bälle in den Boden drücken. Rechten/linken Ball in den Boden drücken, Spannung halten, wahrnehmen und entspannen.

In Bauchlage
Mit einem kleinen Stickball unter dem Sternum liegen, entspannt atmen, Ball wegnehmen und in Bauchlage ohne Druck weiteratmen.

Übungen im Stand
▷ Stickball unter einen Fuß legen, vor und zurück rollen, dann kreisen.
▷ Durch Dorsal- und Plantarflexion den Fuß über dem Ball bewegen.
▷ Beide Vorfüße auf zwei Stickbälle stellen (Fersenstand), dann über die Fußsohlen nach vorne in den Zehenspitzenstand rollen, sodass die Fersen auf den zwei Bällen stehen, wieder zurück rollen *(Abb. 4.42)*.

Übungen auf dem Pezziball
Sitz auf dem Pezziball, beide Füße werden belastet, die Unterschenkel stehen senkrecht, Knie sind hüftbreit auseinander gestellt. Unter Kontrolle der Haltung im Spiegel wird das Anheben (bildliche Hilfe kann ein angeklebter

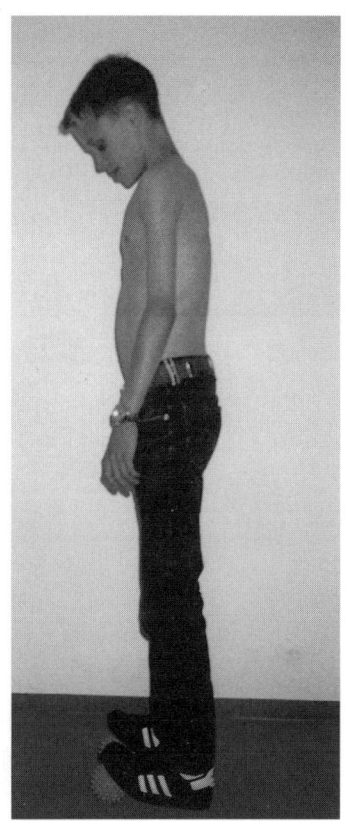

Abb. 4.42
Übung mit zwei kleinen Stickbällen

Punkt oder ein Knopf auf dem Sternum sein) des Brustbeins zu Beginn der Übungen auf dem Pezziball erarbeitet.
- Wirbelsäule aufrichten – Brustbein anheben – entspannen.
- Brustbein anheben – Patient schaut nach links (rechts) unten, rechts (links) oben, Bewegung nur in der Halswirbelsäule.
- Brustbein anheben – Bewegung „läuft" jetzt aber weiter in die Brust- bzw. Lendenwirbelsäule.
- Über den Schub der Beine das Gewicht vor und zurück verlagern.
- Im aufrechten Sitz auf- und abwärts hüpfen.
- Wie Übung vorher – mit dem Gewicht aber weit nach vorne gehen – auf- und abwärts hüpfen (Belastung auf dem M. quadriceps femoris).
- Auf dem Ball nach vorne rollen, Rücken bleibt gerade, Füße stehen lassen, mit geradem Rücken aufstehen und so auch wieder auf den Ball setzen.
- Füße weiter nach vorne stellen, Gesäß rollt auf der Vorderseite des Balles entlang, bis zur Hocke, Rücken liegt dabei am Ball – und wieder in den Sitz zurück.
- Oberkörper nach hinten über den Ball legen, vorwärts und rückwärts schaukeln.
- Bäuchlings über den Ball legen, auf den Händen (Unterarmen) abstützen.
- Wie vorher, auf den Händen vorgehen und den Körper in der Streckung halten.
- Wie vorher, Beine aus der Streckung anhocken *(Abb. 4.43)*.
- Seitlich (Mond) über den Ball legen.

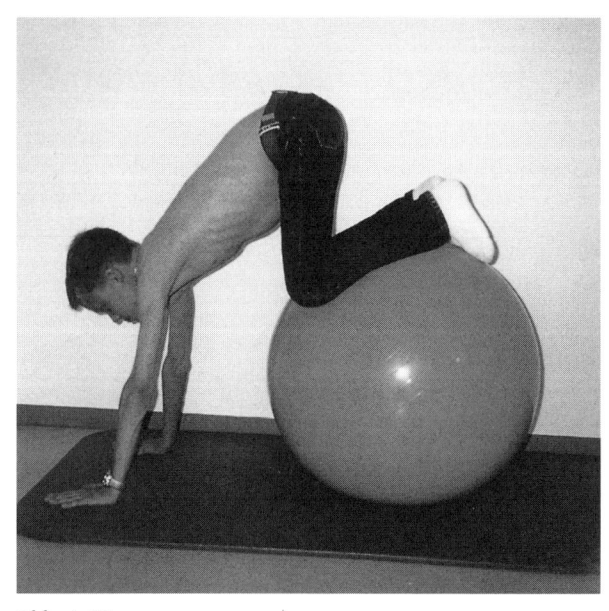

Abb. 4.43
Übung mit dem Pezziball aus der Bauchlage

4.4 Behandlungstechniken

Entspannung der Atemhilfsmuskulatur

Bei den folgenden Übungen ist die grundsätzliche Zielsetzung die Ausschaltung von kompensatorischen Haltungs- und Bewegungsmustern, welche die Patienten mit der Erfordernisatmung bei einer chronischen Atemwegserkrankung entwickeln. Gesichtspunkte bei der Durchführung sind: Entspannung, Druckentlastung und Kräftigung der

- Bauchmuskulatur
- Mm. pectorales major/minor
- Mm. scaleni
- Mm. sternocleidomastoidei
- sowie von Muskeln, die sekundär durch die vermehrte sternosymphysale Belastungshaltung verkürzen.

Dies sind neben der bereits genannten Bauch- und Brustmuskulatur, vor allem auch Muskeln des Schultergürtels mit innenrotatorischer und adduktorischer Wirkung:

- M. latissimus dorsi
- M. teres major
- M. subscapularis.

Druckentlastung der Akromioklavikular-, Sternoklavikular- und Kostosternalgelenke sowie der Wirbelsäulengelenke, der Bandscheiben und der dazugehörigen ligamentären Strukturen.

Aktivierung/Kräftigung von Muskelgruppen, die zur Rumpfaufrichtung beitragen. Dies sind nicht nur wirbelsäulennahe Muskelgruppen, sondern auch solche im Bereich der Extremitäten. Haltung und Bewegung geschehen durch Muskelketten, die aus in Serie geschalteten Muskeln mit der gleichen Zielsetzung, z. B. Rumpfaufrichtung, bestehen.

Übungen in Rückenlage

- Lagerung in Rückenlage mit Lordosekissen oder Handtuchrolle in der Lendenwirbelsäule.

> Die Arme werden in verschiedenen Höhen in Abduktion und Außenrotation gehalten.
> Vorbereitend bietet sich die heiße Rolle im Bereich von Bauchmuskulatur und Mm. pectorales an.

Übungen mit dem Theraband

Sitz auf Sitzkeil auf dem Hocker mit lordosierter Lendenwirbelsäule. Beide Füße sind gleichmäßig belastet, die Knie werden hüftbreit auseinander gestellt, das Becken ist gekippt, das Brustbein ist etwas angehoben. Diese Position wird erarbeitet, bevor das Theraband benutzt wird. Die Kontrolle im Spiegel ist dabei hilfreich. Das leichte Anheben des Brustbeins kann sehr gut im Stand vor einer Wand, mit einem Pezziball zwischen Brustbein und Wand geübt werden. Durch Anheben des Sternums rollt der Ball minimal nach oben, und in der „krummen" Haltung des Patienten kommt er nach unten. Dieser Bewegungsablauf ist schwierig, da er nicht über das Zusammenziehen der Schulterblätter („Brust raus") oder das sternale Einatmen entstehen soll. Daher soll die Bewegung oft geübt werden. Sie wird auch bei den Übungen mit dem Theraband in der Rückenlage und im Stand erarbeitet.

Das Theraband beidseits um die in 90 Grad gehaltenen Ellbogen wickeln, dabei liegen die Oberarme locker am Rumpf an:

> Hände in Supination drehen (Handflächen nach oben),

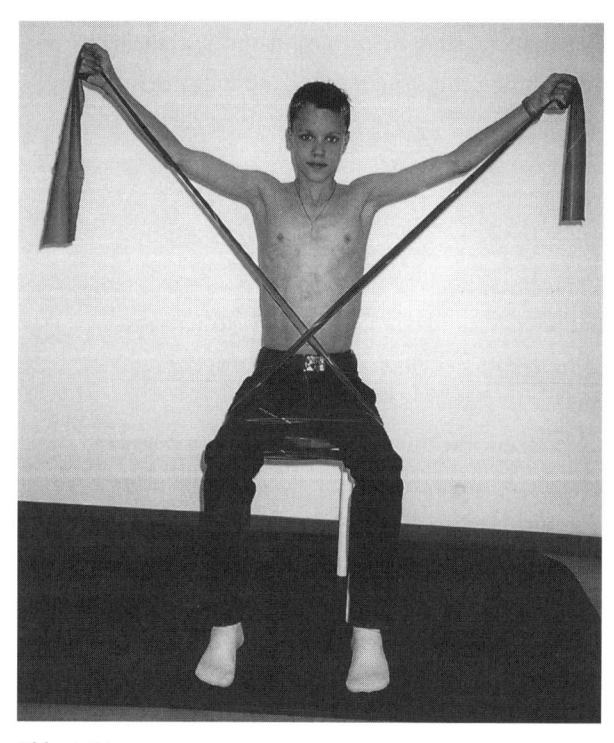

Abb. 4.44
Übung mit dem Theraband im Sitz

möglichst weite Außenrotation in den Schultergelenken, Ellbogen bleiben flektiert, das Sternum bewegt sich nach ventral/kranial. Band spannen – entspannen.
▷ Die gleiche Übung wie vorher mit um die Hände gewickeltem Theraband (Verlängerung des Lasthebels, höhere Anforderung). Band spannen – entspannen.

Das Theraband (vier bis fünf Meter lang) wird um beide Knie gewickelt, über den Knien gekreuzt, in die Handflächen gelegt und einmal um die Hände gewickelt. Es muss dann nicht über die Adduktion der Daumen vom Patienten gehalten werden. Diese Anordnung ist wichtig, um in Außenrotation, Abduktion und Flexion der Schultern und in die Aufrichtung des Rumpfes zu kommen.

▷ Das Theraband wird mit beiden Händen links und rechts seitlich am Körper entlang nach hinten/unten gezogen, gleichzeitig werden die Knie in die Abduktion gedrückt und das Brustbein angehoben, die Skapulae nach kaudal gezogen – die Spannung wird gehalten – entspannen, mehrmals wiederholen.
▷ Beide Hände nach hinten auf Schulterhöhe führen – Spannung halten – entspannen.
▷ Beide Hände nach hinten und oben führen – Spannung halten – entspannen *(Abb. 4.44)*.
▷ Die rechte (linke) Hand hält dann das Band am rechten (linken) Knie fest, die andere Hand zieht das Band nach hinten/außen. Dabei wird der Oberkörper in der Aufrichtung (Brustbein anheben)

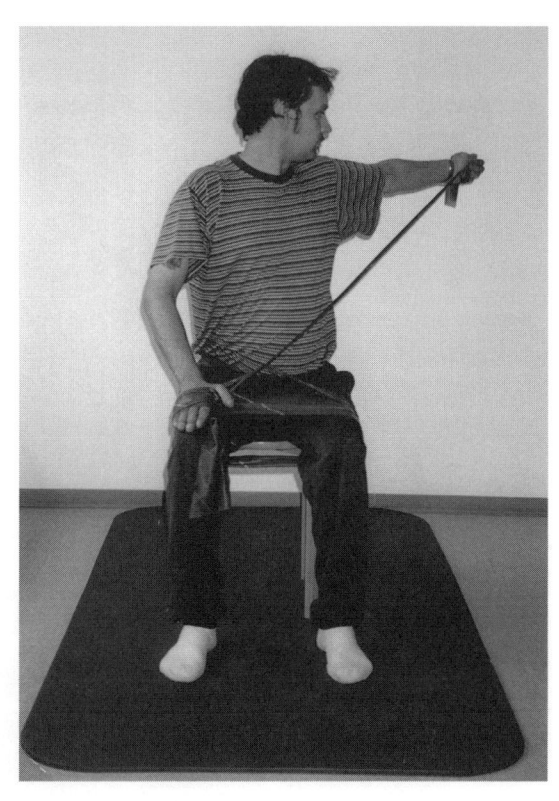

Abb. 4.45
Therabandübung mit Rotation im Sitz

gedreht und die Knie nach außen gedrückt. Der Arm kann auch bei dieser Übung in verschiedenen horizontalen Ebenen nach hinten geführt werden, mehrmals wiederholen *(Abb. 4.45)*.

Diese Übungen können auch in Rückenlage mit angestellten Beinen ausgeführt werden.
Sie können ebenfalls im Stand, mit leicht gebeugten Knie- und Hüftgelenken und mit der Wickelung um die Knie vollzogen werden *(Abb. 4.46)*.
▷ Theraband an einer Sprosse der Sprossenwand anbringen, je ein Bandende um die rechte (linke) Hand wickeln: Stand vor der Sprossenwand, das Band wie bei den Übungen im Sitz und im Stand in verschiedenen Ebenen mit beiden Händen oder nur mit einer Hand nach hinten ziehen.

▷ Der Patient kniet vor einem Pezziball, der vor der Sprossenwand liegt, Theraband an der untersten Sprosse anbringen, je ein Bandende wird um die rechte (linke) Hand gewickelt.
▷ Der Patient legt sich mit dem Bauch auf den Pezziball, Hüften in Abduktion, Arme werden neben dem Körper in Extension, Außenrotation geführt, hierbei wird das Brustbein gehoben. Die Schultern werden nach kaudal gezogen, der Brustkorb hebt sich vom Ball ab *(Abb. 4.47)*.
Achtung: Vermeidung von Nackenüberstreckung, der Kopf sollte in Verlängerung der Wirbelsäule gehalten werden!

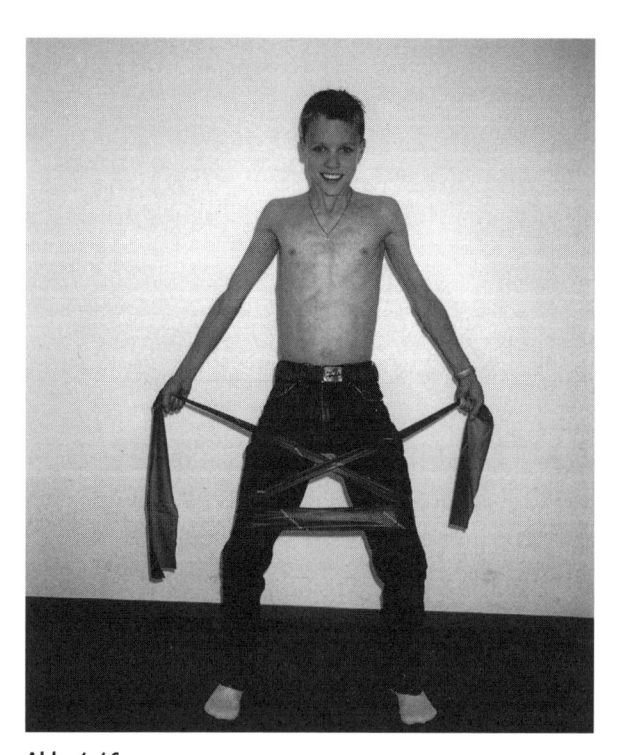

Abb. 4.46
Therabandübung im Stand

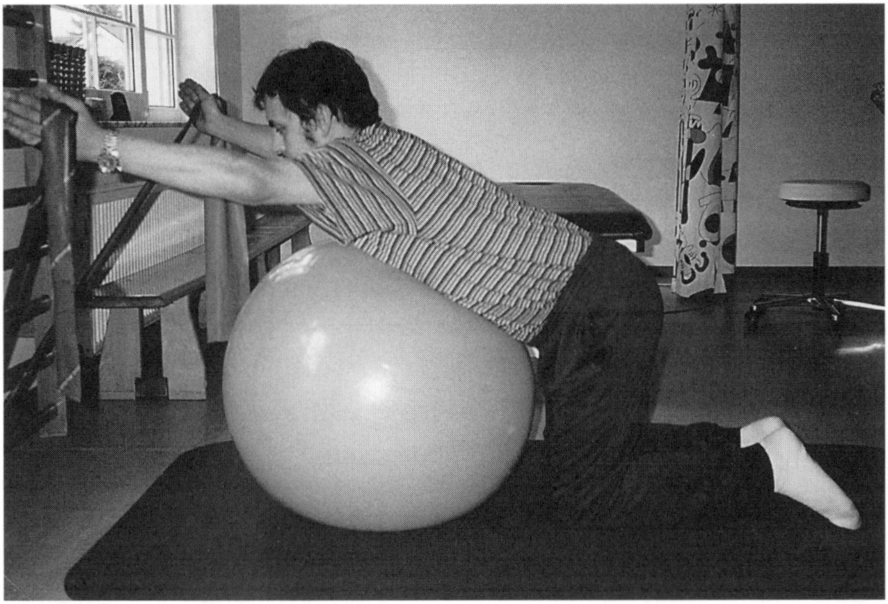

Abb. 4.47
Therabandübung an der Sprossenwand mit Pezziball

Übung am „Schreibtisch"

Aufrechte Sitzhaltung mit auf dem Tisch aufgestützten Ellbogen, Hände geöffnet, Ulnarkante aufliegend, Becken gekippt, Außenrotation und Abduktion in den Hüftgelenken.
▷ Brustbein nach ventral/kranial heben, Skapulae nach kaudal ziehen, Bauch „lang machen", in den Bauch atmen, Ellenbogen leicht in Richtung Tischplatte drücken, gut mit Einatmung zu kombinieren, bei der Ausatmung Aufrichtung und Druck vermindern.

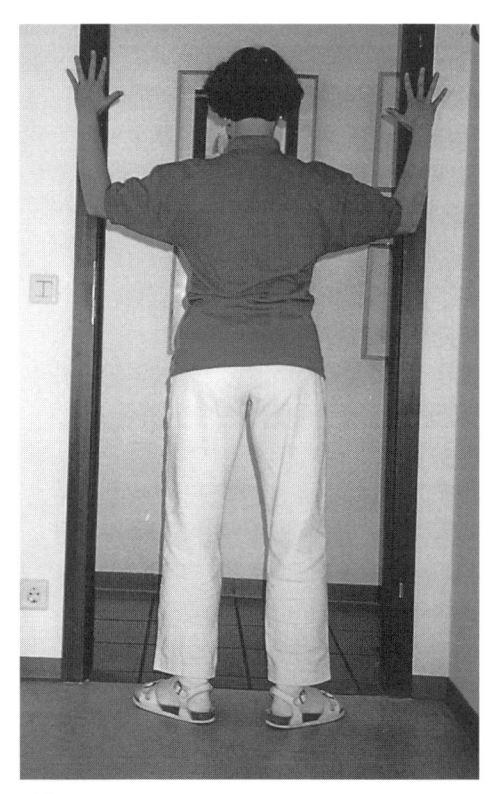

Abb. 4.48
Dehnung der ventralen Spange über beide Arme im Stand

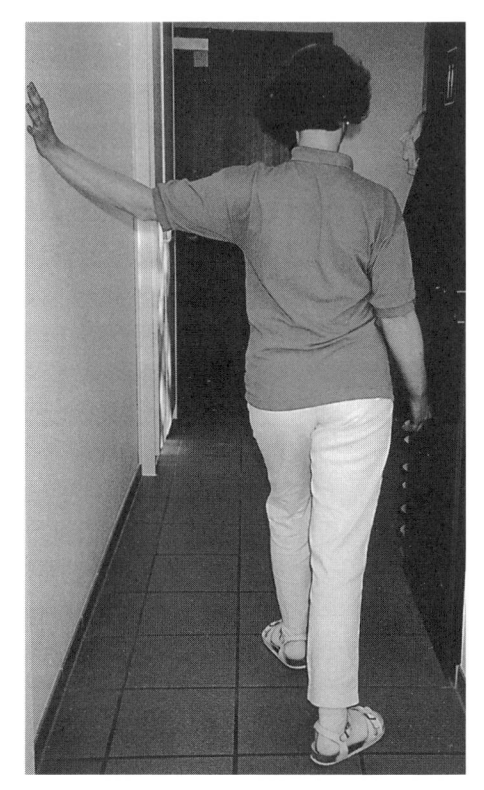

Abb. 4.49
Dehnung über einen Arm im Stand

Türrahmenübung

Stand im Türrahmen, Arme in Abduktion, Außenrotation an den Türrahmen anlegen, Arme in verschiedenen Höhen möglich, je nach gewünschtem Dehneffekt. Breitbasiger Stand mit leichter Außenrotation, Knie leicht flektiert.
▷ Dehnung durch langsame Schwerpunktverlagerung nach ventral, Schultern dabei immer nach kaudal ziehen *(Abb. 4.48)*.
▷ Durch geringe Rotation des gesamten Rumpfes zu einer Seite wird die Dehnung auf der kontralateralen Seite verstärkt.
▷ Die Übung ist auch auf dem Pezziball oder dem Hocker möglich, dabei ist die Lordosierung im Lendenwirbelsäulenbereich geringer.

Dehnung der Brustmuskulatur und der Armflexoren-Kette

Stand seitlich zur Wand. Hand an die Wand legen, 70–90 Grad Abduktion und Außenrotation im Schultergelenk, Ellbogen ist nicht ganz gestreckt, Schrittstellung der Beine.
Gewichtsverlagerung auf das vorne stehende Bein, leichte Rotation des gesamten Rumpfes von der Wand weg, Schulter nach kaudal ziehen *(Abb. 4.49)*.

4.4.9 Steigerung von Atemmuskelkraft und Ausdauer

Die Steigerung von Atemmuskelkraft und Ausdauer kann langfristig zu einer Verbesserung einiger Lungenfunktionsparameter führen. Die Vorbereitung auf geeignete Sportarten und die Steigerung der Belastbarkeit bei schwer erkrankten Patienten gehören in die freie Praxis, ebenso die Motivation der Patienten zu der einen oder anderen „körperlichen" Belastung oder Sportart, wenn es von ärztlicher Seite empfohlen und erlaubt ist.
Vor belastenden Anwendungen sollte der behandelnde Arzt befragt werden. Er bestimmt die Trainingsfähigkeit und Belastbarkeit. Folgende Parameter sind dafür wichtig:

▷ (Ruhe-)EKG
▷ Lungenfunktionsuntersuchung
▷ Blutgasanalyse vor und nach der Belastung, mindestens Pulsoxymetrie unter Belastung Ergometrie (Stufen-Belastungstest). Spirometrie zur Festlegung der Belastbarkeit, Messgröße Herzfrequenz
▷ Sechs-Minuten-Gehtest als Ausgangswert
▷ Risikofaktoren abklären, z. B. Osteoporose, Cor pulmonale, Diabetes mellitus, Ösophagusvarizen, Belastungsasthma.

Der Arzt bestimmt, bis zu welcher Herzfrequenz belastet werden darf, ebenso bis zu welchem O_2-Tiefstand (Untergrenze 90 %) gegangen werden kann bzw. ob mit Sauerstoffzufuhr weitergeübt werden darf. Diese Punkte müssen unbedingt mit dem behandelnden Arzt abgesprochen werden.
Als Trainingsmöglichkeiten eignen sich: Trampolin, Fußstepper, Fahrradergometer mit Kardioprogramm, Springseilchen, Therabeans, Schaukelbrett, Pedalo, ver-

schiedene Balancereize, die besonders für die Pausen geeignet sind, da sie eher Koordination als Luft erfordern, wie Therapiekreisel, Balance Pad. Die Belastung wird den Möglichkeiten und Wünschen des Patienten angepasst. Sie erfolgt im Intervall. Verhältnis Belastung : Pause = 2:1 bis 3:1. Sie wird mit der Pulsuhr und dem Pulsoximeter kontrolliert. Die Steigerung der Ausdauerleistung ist wichtiger als die Verbesserung der Kraft. Es ist besser, zehn Schritte zu gehen, als eine zu schwere Hantel zu heben! Die Übungsmöglichkeiten können wie ein Parcours aufgebaut werden, mit Belastung auf dem einen Gerät und Pause z. B. im Stand auf dem Kreisel. Es kann aber auch nur mit einem Gerät gearbeitet werden, mit Pause z. B. in einer atemerleichternden Stellung, oder nur einige Schritte rasch, dann langsam gehen.

Behandlungsbeispiel

Patient mit Mukoviszidose; O_2 91 %, Puls 110, Atemfrequenz 19.
Nach 56 Sekunden gehen in den Therabeans: O_2 89 %, Puls 128, Atemfrequenz 23.
Erholung 80 Sekunden, in deren erster Phase der O_2-Wert auf 87 % sinkt; bei 91 % O_2 wird die zweite Belastungsphase begonnen, nach vier Belastungseinheiten reicht es dem Patienten. Danach ist der Patient nach 2,5 Minuten wieder auf seinen Anfangswerten. Die Therabeans erreichen eine intensive Belastung der Fuß- und Beinmuskulatur. Sie sind eine „Kopie" der Maiskiste, in der russische Dreispringer ihre Muskulatur trainierten. In der Therabeans-Kiste wird auf der Stelle gegangen, die Füße können aber auch im Sitz vor der Kiste auf und ab bewegt werden *(Abb. 4.50)*. Für einen Patienten mit schwerer Ateminsuffizienz kann schon der Stand auf dem Schaukelbrett belastend sein; die Übungsangebote werden also dem Patienten angepasst. Unter der Belastung sollten Patienten mit Überblähung unbedingt mit Lippenbremse atmen.

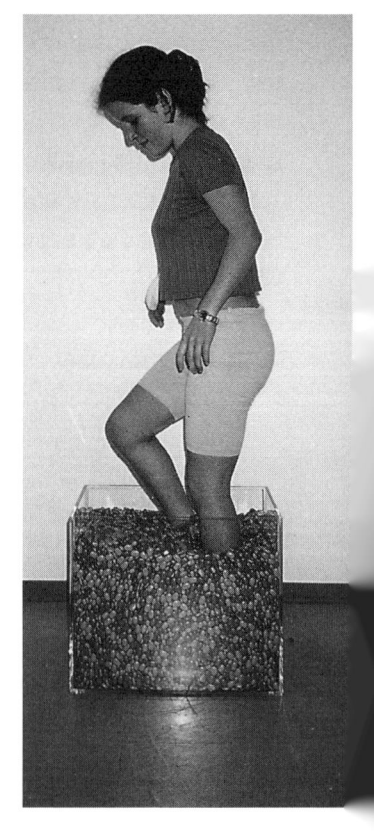

Abb. 4.50
Kiste mit Therabeans

Die Dokumentation der Behandlungseinheiten zeigt u.U. nach einigen Anwendungen eine Steigerung der Belastungszeiten und eine Verbesserung des Sechs-Minuten-Gehtests. Zur Dokumentation gehören die Daten von Puls und Atemfrequenz vor und nach der Belastung sowie die Angabe zur Erholungszeit nach der Belastung, in der sich Puls, O_2-Wert und Atemfrequenz wieder normalisieren (oder auch nicht).

Einige Patienten können evtl. (Rücksprache mit dem Arzt) motiviert werden, zu walken, Fahrrad zu fahren oder sogar zu joggen. Unter Umständen kann die Physiotherapeutin die ersten Versuche mit Puls und O_2-Kontrolle in der Nähe der Praxis begleiten. Das gibt dem Patienten nach meiner Erfahrung sehr viel Sicherheit.

Geeignete Bewegungsformen und evtl. Sportarten sind: Fahrrad fahren, walken, spazieren gehen, Aquajogging, schwimmen; für Patienten mit besseren Werten: rollerbladen, Tennis spielen, Golf spielen, tanzen, klettern.

4.4.10 Beckenbodentraining bei Inkontinenz

Der Physiotherapeut sollte nach Inkontinenz fragen, denn viele unserer Patienten haben dieses Problem, es ist ihnen aber unangenehm darüber zu sprechen. Auch wissen sie oft nicht, dass Beckenbodentraining hilfreich ist, und dass Physiotherapeuten es anbieten können.

Die starke Druckerhöhung im Bauchraum beim Husten und forcierten Atmen stresst und überdehnt den Beckenboden. Um der Insuffizienz der Beckenboden- und Sphinktermuskulatur entgegen zu wirken, muss mit dem Patienten ein regelmäßiges Übungsprogramm erarbeitet werden. Der Patient lernt in unterschiedlichen Ausgangsstellungen das Gefühl für die Beckenbodenspannung zu bekommen, um beim Husten mit angespanntem Beckenboden dem erhöhten abdominalen Druck zu begegnen. Die erste kontinente Hustenattacke wird seine Arbeit belohnen.

Hier dürfen die Patienten nicht nur mit einem Merkblatt versorgt werden, sondern müssen ein Kontinenztraining nach modernen Gesichtspunkten erhalten. Diese Techniken würden den Umfang dieses Buches sprengen, daher möchte ich auf Literatur hinweisen (s. S. 167, 168: Wolfgang Ide/Winfried Vahlensieck: Die Harninkontinenz beim Mann; Beate Carriere: Fitness für den Beckenboden).

5 Anwendung spezieller Techniken in der Atemtherapie

In diesem Kapitel sollen Techniken beschrieben werden, die wir in Auswahl und Abstimmung mit dem Patienten einsetzen. Es sind Techniken, die von ihrer Theorie, Empirie und Tradition her sehr unterschiedlich sind. Wir haben sie mit Erfolg in die atemtherapeutische Behandlung eingebracht. Die folgenden kurzen Beschreibungen sollen das Interesse daran wecken, das in den einzelnen Verfahren vorhandene Wissen, die manuellen Fertigkeiten und das Know-how auch für Patienten mit Atemerkrankungen hilfreich zu nutzen. Es handelt sich hier nur um Informationen. Das „Handwerk" von Grund auf zu erlernen, ist den Fort- und Weiterbildungen vorbehalten.

5.1 Manuelle Gelenkmobilisation

Martin Crede

Die Manuelle Therapie ist ein Behandlungsverfahren, mit dem Funktionsstörungen der Gelenke und daraus resultierende Schmerzen ohne Medikamente gelöst und beseitigt werden können. Die Auswahl der manuellen Techniken, die in der Atemtherapie genutzt werden, orientiert sich an der Problemstellung des Patienten. Wir haben hier nur einige der Techniken beschrieben, die wir bei Patienten mit Atemwegserkrankungen oft anwenden. Diese Auswahl ist ein kleiner Ausschnitt aus den Möglichkeiten der Manuellen Therapie.

Die erhöhte Atemarbeit führt vor allem bei chronischen Atemwegserkrankungen zu Einschränkung der Beweglichkeit der Rippenwirbelgelenke und zu Kyphosierung der Brustwirbelsäule mit der daraus resultierenden Überbelastung der Hals- und Lendenwirbelsäule. Die eingeschränkte Beweglichkeit der Wirbelsäule kann über mehrdimensionale Bewegungen und Traktionen verbessert werden. Entscheidend für die Atmung ist die Beweglichkeit der Rippenwirbelgelenke. Sie können mit der Manuellen Therapie sehr exakt und effektiv mobilisiert werden.

Bei der Behandlung von Patienten mit Atemwegserkrankungen steht immer die Komplexität der Erkrankung im Vordergrund. Somit kann die Manuelle Therapie nur ein Hilfsmittel unter vielen sein. Erst die Kombination von Mobilisation und Atemtechniken ermöglicht einen Therapieerfolg. Nach einer Mobilisation der Rippen aus der fixierten Inspirationsstellung kann der Patient eine spontane Erleichterung haben, hat er gleichzeitig Atemtechniken, die der Überblähung entgegen wirken, gelernt oder kann er mit Qigong in Atemnotzuständen mehr Ruhe und Gelassenheit finden, wird er einen erheblichen Therapieerfolg spüren.

Die Bewegungseinschränkung eines Gelenkes kann unterschiedliche Gründe haben. Sie kann

▷ muskulär
▷ neurophysiologisch
▷ anatomisch

bedingt sein.

In der Manuellen Therapie lernt der Physiotherapeut, die Bewegungsqualität aller Gelenke zu erkennen und zu beurteilen. Die Bewegungsqualität setzt sich aus knöcherner, muskulärer, neurophysiologischer und ligamentärer Bewegung zusammen. Alle Komponenten geben in ihrer Gesamtheit die Qualität der Bewegung wieder. Das Endgefühl einer Bewegung kann

▷ weich-elastisch (Muskelstopp)
▷ fest-elastisch (Bänderstopp)
▷ hart-elastisch (Knochenstopp)

sein. Es muss vom Therapeuten ertastet werden können, damit er beurteilen kann, ob eine Blockierung vorliegt.

Die Gelenkbewegung setzt sich aus drei Dimensionen zusammen:
- Flexion/Extension
- Translation
- Rotation.

Über gelenknahe translatorische Bewegungen mit Traktion wird eine Verbesserung der eingeschränkten Bewegungsrichtung erarbeitet.

Merke
Osteoporose ist eine Kontraindikation für die Manuelle Therapie.
Bei kortisonpflichtigen Patienten ist an Osteoporose zu denken!

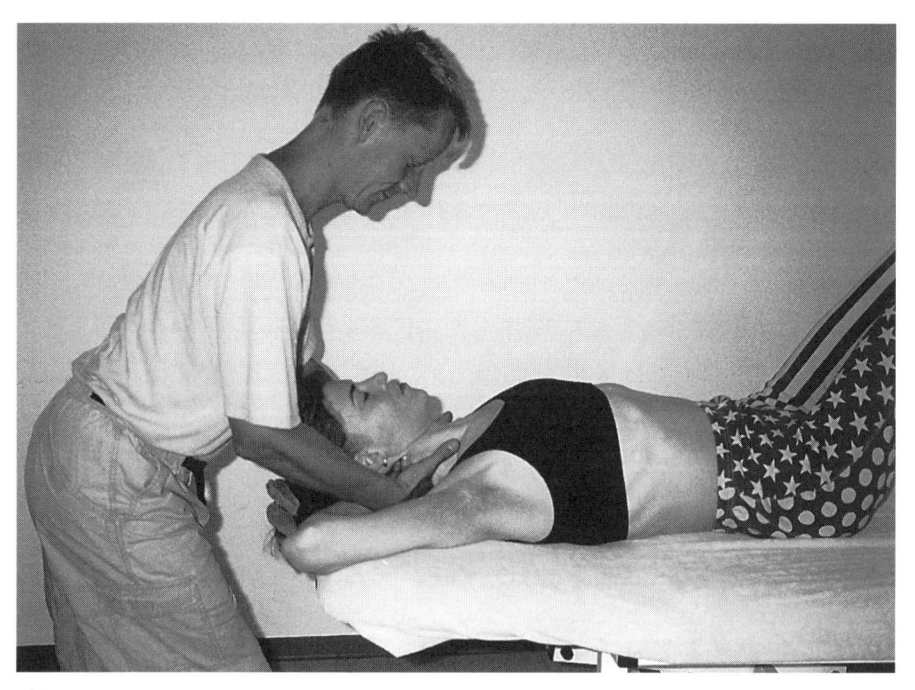

Abb. 5.1
Traktionsmobilisation von C7 in Rückenlage

Mobilisation der Halswirbelsäule

Traktionsmobilisation von C 7

Rückenlage, der Patient legt seine Hände in den Nacken, sodass seine Zeigefinger oberhalb C7 liegen (zum Schutz der oberen Halswirbelsäule). Der Therapeut steht am Kopfende des Patienten und umfasst mit beiden Händen die Patientenhände. Durch eine Verlagerung seines Körpergewichtes nach hinten entsteht eine Traktion in C7 *(Abb. 5.1)*.

Seitenlage, der Therapeut steht neben der Bank, dem Patienten zugewandt. Wieder umfasst der Patient seine Halswirbelsäule mit beiden Händen, die Oberschenkel des Therapeuten stehen vor den Ellbogen des Patienten, mit der oberen Hand umfasst der Therapeut die Hände des Patienten und kann wiederum über eine Verlagerung seines Körpergewichtes nach kranial gegen die Patientenellbogen eine Traktion in Höhe C7 ausführen *(Abb. 5.2)*.

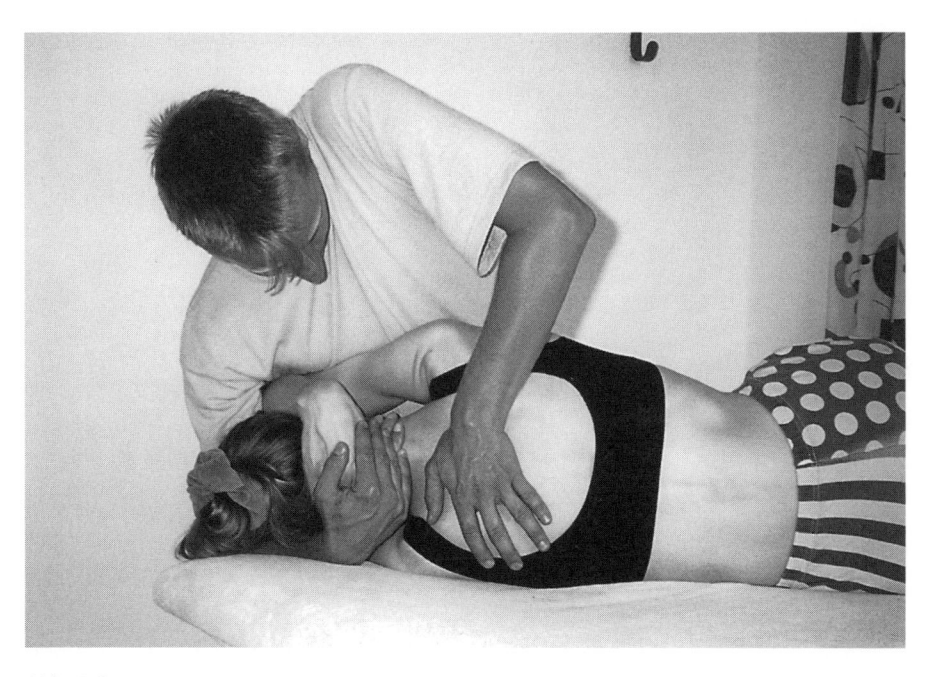

Abb. 5.2
Traktionsmobilisation von C7 in Seitlage

Mobilisation des zervikothorakalen Überganges

Traktion-Extensions- und Flexionsmobilisation

Seitenlage, beide Hände des Patienten umfassen die Halswirbelsäule bis C7. Der Therapeut steht dem Patienten zugewandt und greift mit einer Hand unter dem Kopf auf beide Hände des Patienten, die andere Hand fixiert Th4. Die Oberschenkel des Therapeuten stehen gegen die Ellbogen des Patienten, über eine Gewichtsverlagerung des Therapeuten nach kranial entsteht eine Traktion im zervikothorakalen Übergang. Für die Extensionsmobilisation fixiert der Therapeut Th 4 nach ventral-kranial und bewegt den Patienten in die Extension. Bei der Flexionsmobilisation fixiert der Therapeut Th 4 nach ventral-kaudal, gleichzeitig muss eine hochzervikale Extension voreingestellt sein, sonst hemmt das Lig. nuchae die Flexion *(Abb. 5.3)*.

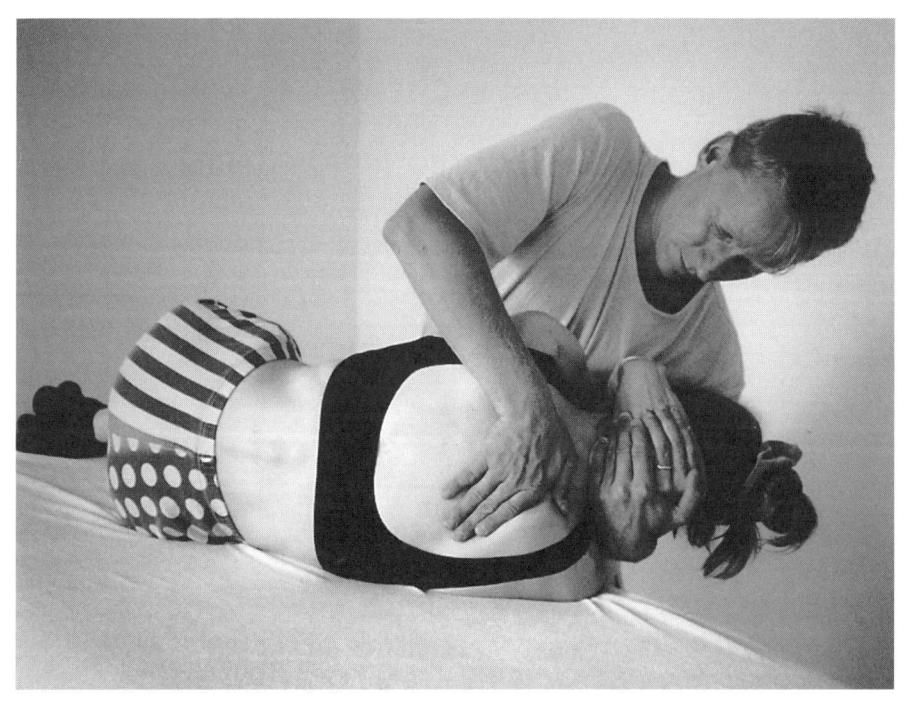

Abb. 5.3
Traktion-Extensions- und Flexionsmobilisation in Seitlage

5.1 Manuelle Gelenkmobilisation

Traktion in Rückenlage

Rückenlage, beide Hände des Patienten liegen mit den Zeigefingern an C7, der Therapeut greift durch die Arme an Th1, über eine Hebelbewegung der Unterarme entsteht nun eine Traktion *(Abb. 5.4)*.

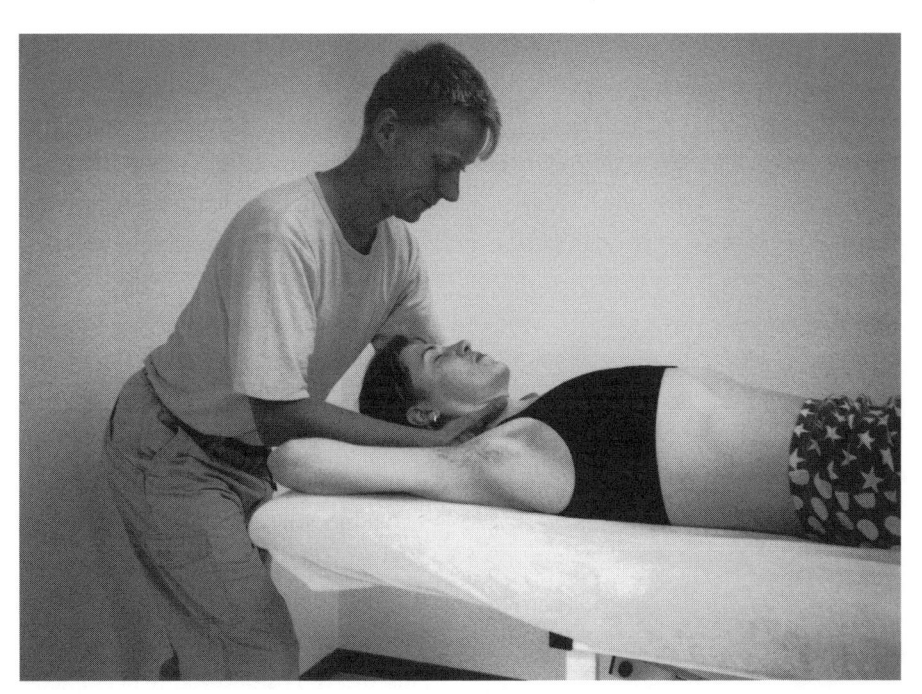

Abb. 5.4
Traktionsmobilisation von Th1 in Rückenlage

Mobilisation der Brustwirbelsäule

Dreidimensionale Mobilisation der Brustwirbelsäule

Der Patient sitzt auf einem Hocker ohne Rollen, umgreift mit beiden Händen schützend die Halswirbelsäule, sodass die Zeigefinger auf C7 liegen. Nun beugt der Patient sich vor und schaut neben seine Oberschenkel. Aus dieser Flexion, Rotation und Lateralflexion kann er sich in die Extension, Rotation, Lateralflexion der anderen Seite bewegen. Die Halswirbelsäule sollte nicht an der fortlaufenden Extension beteiligt sein. Es ist darauf zu achten, dass beide Ellbogen eine gleichmäßige diagonale Linie ausführen.

Der Therapeut kann diese Bewegung begleiten, indem er beide Unterarme seitlich mit einer Hand umfasst und den Patienten sanft in die Extension, Lateralflexion und Rotation bringt. Die andere Hand des Therapeuten fixiert L1 leicht nach ventral in Neutralstellung.

Aus dieser Position kann der Therapeut die homonyme Extension der Brustwirbelsäule mit Betonung der Lateralflexion oder Rotation beüben, indem er seine Fixationsrichtung anpasst und unterhalb des mobilisierten Wirbelgelenkes ansetzt *(Abb. 5.5)*.

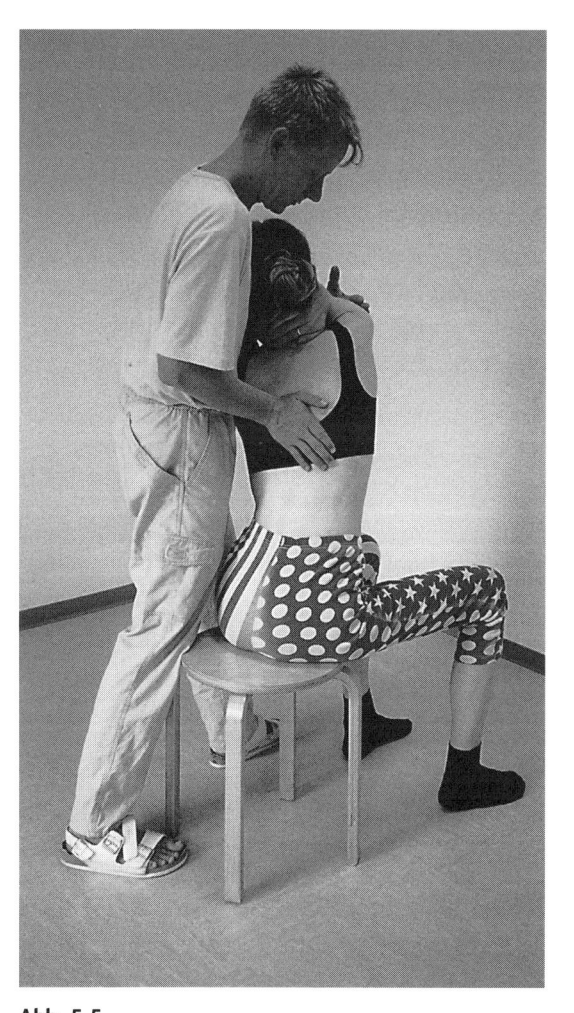

Abb. 5.5
Dreidimensionale Mobilisation der Brustwirbelsäule im Sitz

Mobilisation der Rippenwirbelgelenke

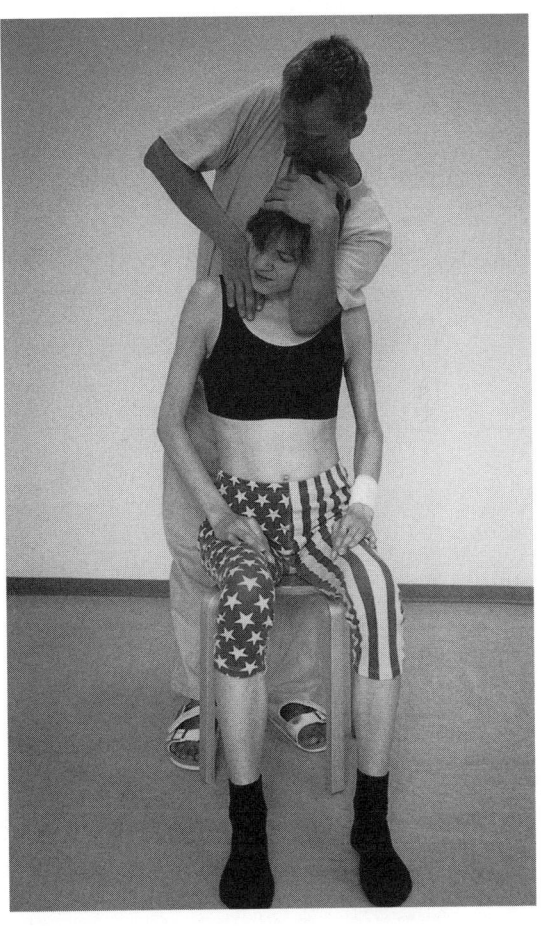

Mobilisation der ersten Rippe in Exspiration

Der Patient sitzt auf einem Hocker, der Therapeut steht hinter dem Patienten und umfasst mit der linken Hand den Kopf des Patienten, gleichzeitig bringt er ihn in eine Flexion, Rotation und Lateralflexion nach rechts. Mit der rechten Hand kann er gut das Joint Play der ersten Rippe während der Atmung tasten. Während der Exspiration wird aus dieser Position die erste Rippe nach ventromedial mobilisiert *(Abb. 5.6)*.

Mobilisation der ersten bis fünften Rippe

Rückenlage, der Therapeut hält den Patientenarm der behandelten Seite in maximaler Elevation, die andere Hand begleitet die Exspirationsphase des Patienten *(Abb. 5.7)*.

Mobilisation der zweiten bis sechsten Rippe

Bei dieser Mobilisation ist es wichtig, Kontraindikationen auszuschließen, da die Rippen seitlich einem starken Biegemoment ausgesetzt sein können. Bauchlage, der Therapeut steht neben der Bank gegenüber der zu behandelnden Seite, auf der der Patientenarm herabhängt. Kreuzgriff, der Kleinfingerballen der Kopfhand mobilisiert nach kranial, lateral und ventral, die Fußhand fixiert mehrere Processus transversi nach ventral *(Abb. 5.8)*.

Abb. 5.6
Mobilisation der ersten Rippe in Exspiration

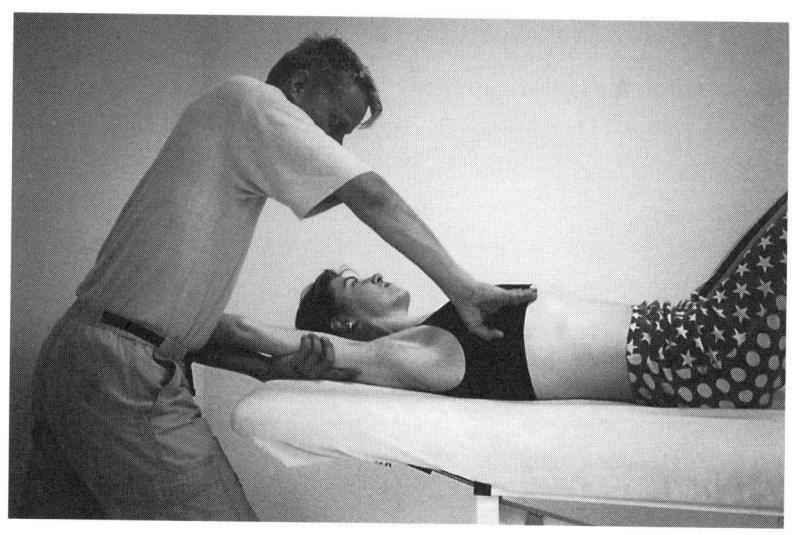

Kapitel 5   Anwendung spezieller Techniken in der Atemtherapie

Abb. 5.7
Mobilisation der 1. bis 5. Rippe in Rückenlage

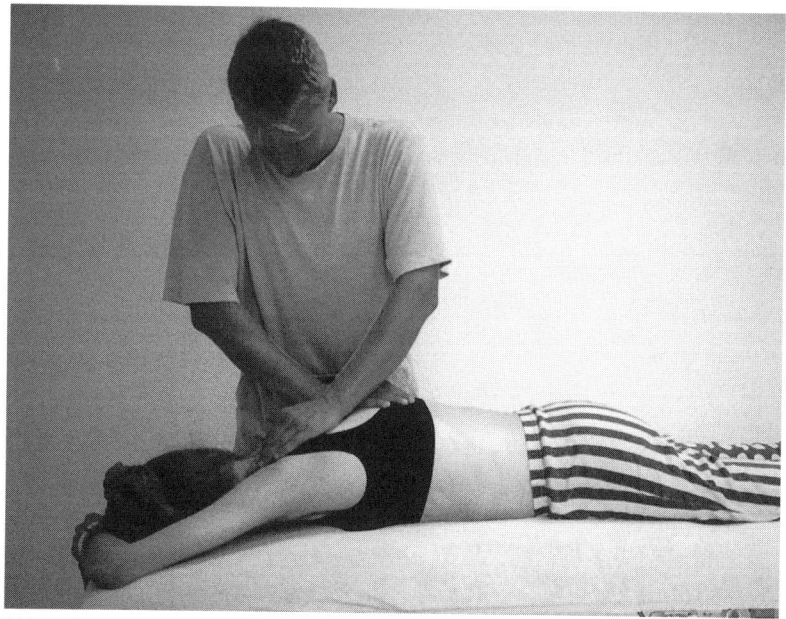

Abb. 5.8
Mobilisation der 2. bis 6. Rippe in Bauchlage

Mobilisation der sechsten bis zehnten Rippe

Ausgangsstellung wie zweite bis sechste Rippe, jedoch findet die Mobilisation nach kaudal, lateral, ventral statt.
Im Sitz, der Therapeut hält den Patientenarm der behandelten Seite in der maximalen Elevation, die andere Hand des Therapeuten unterstützt die Exspiration am Rippenwinkel *(Abb. 5.9)*.

Akromioklavikulargelenk

Bei Asthmapatienten mit stark protrahierten Schultern steht die Klavikula im Verhältnis zur Skapula dorsal, gleichzeitig ist die innenrotierende Armmuskulatur auch Atemhilfsmuskulatur, daher empfiehlt sich eine Mobilisation des Akromioklavikulargelenks nach ventral mit außenrotiertem Oberarm. Die Rotation des Oberarmes muss im Bewegungsausschlag dem Patienten angepasst sein *(Abb. 5.10)*.

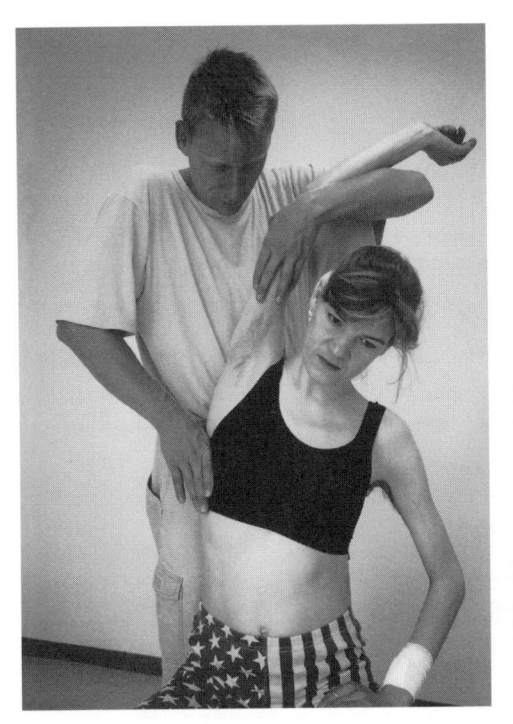

Abb. 5.9
Mobilisation der 6. bis 10. Rippe im Sitz

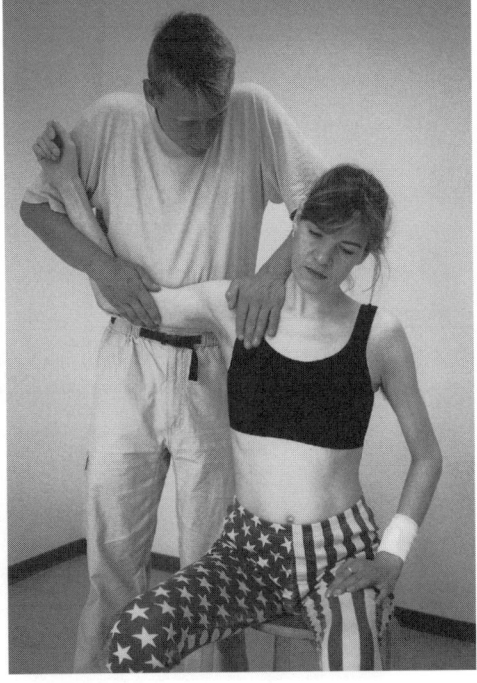

Abb. 5.10
Mobilisation des Akromioklavikulargelenks im Sitz

Mobilisation der Klavikula nach ventral

Sitz, der Therapeut steht an der zu behandelnden Seite und fixiert mit seinem Unterarm den außenrotierten Oberarm des Patienten. Die andere Hand translatiert die Klavikula nach ventral *(Abb. 5.11)*.

Traktion des Akromioklavikulargelenks

Rückenlage, der Therapeut steht heterolateral und fixiert von kaudal die Margo medialis der Skapula mit seinem Unterarm. Über einen Retraktionsdruck mit der anderen Hand lateral an der Klavikula entsteht Traktion am Sternoklavikulargelenk *(Abb. 5.12)*.

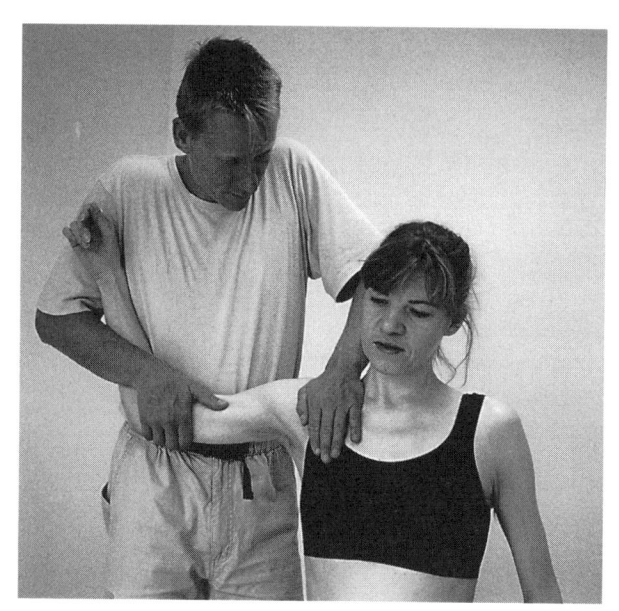

Abb. 5.11
Mobilisation der Klavikula nach ventral im Sitz

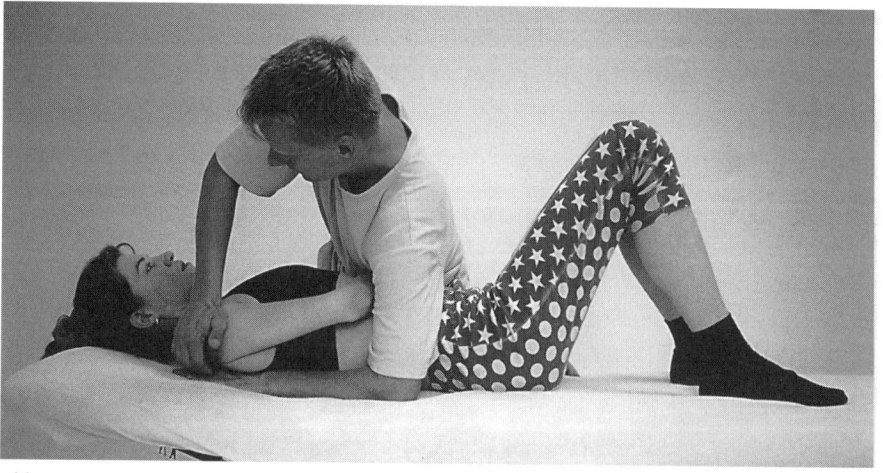

Abb. 5.12
Traktion des Akromioklavikulargelenks

Allgemeine Schultermobilisation über die Skapula

Diese Mobilisation ist eine effektive Vorbereitung bei stark angespannten Patienten.
Seitenlage, der Therapeut steht vor dem Patienten, greift unter dem oben liegenden Arm an die Margo medialis der Skapula, die andere Hand umfasst die Skapula von kranial. Der Patient kann sich gegen den Therapeuten lehnen, welcher nun die Skapula nach lateral-medial und kranial-kaudal lösen kann *(Abb. 5.13)*.

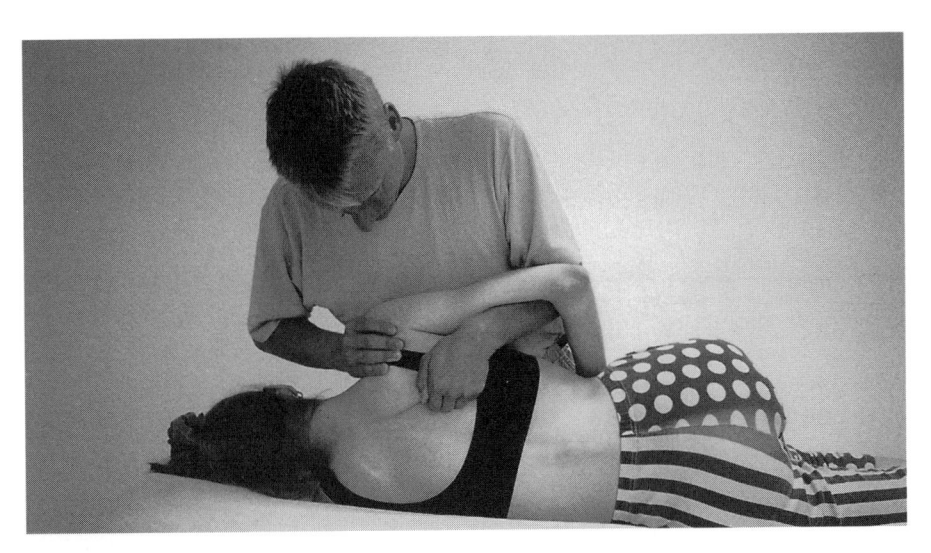

Abb. 5.13
Allgemeine Schultermobilisation in Seitlage

Mobilisation des thorakolumbalen Übergangs

Seitenlage links, Verriegelung der Brustwirbelsäule über homonyme dreidimensionale Flexion. Der Therapeut steht vor dem Patienten, die gebeugten Knie des Patienten liegen auf den Oberschenkeln des Therapeuten. Mit der rechten Hand fixiert der Therapeut Th12, die linke Hand liegt auf dem Os sacrum. Über eine Gewichtsverlagerung des Therapeuten nach kranial findet eine Flexion statt, über ein Beugen der Knie eine Rotation nach rechts und über Zug am Os sacrum eine Lateralflexion nach rechts. Aus dieser Position können alle drei Bewegungs-

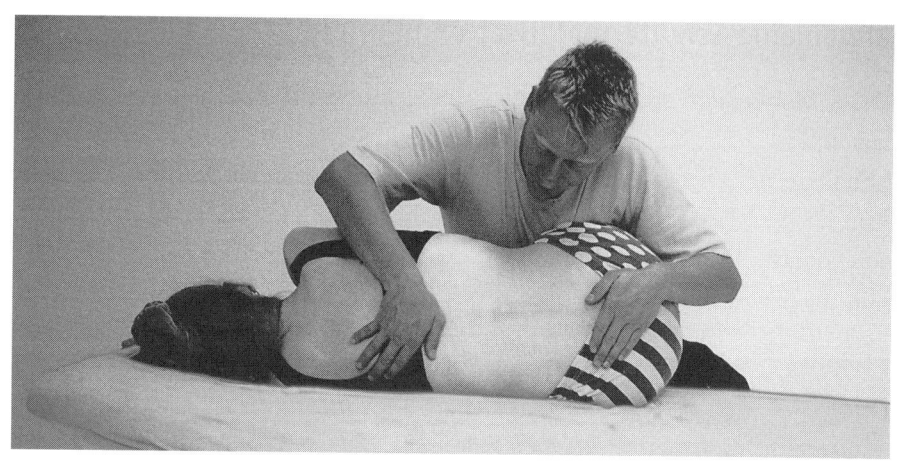

Abb. 5.14
Mobilisation des thorakolumbalen Übergangs in Seitlage

richtungen gleichzeitig oder unter Zurücknahme der jeweiligen anderen Richtungen einzeln mobilisiert werden *(Abb. 5.14)*.

Die Lendenwirbelsäule

Posterior-Anterior-Technik für L1 bis L5

Bauchlage, beide Hände des Therapeuten liegen auf den Dornfortsätzen der Lendenwirbelsäule. In der Exspirationsphase wird die Lendenwirbelsäule regional nach ventral mobilisiert. Hierbei ist es wichtig, zuerst die Eigenbewegung der Lendenwirbelsäule aufzunehmen und dann langsam zu verstärken. Vorsicht – nur im absolut schmerzfreien Bereich mobilisieren *(Abb. 5.15)*.

Regionale Traktion der Lendenwirbelsäule

Bauchlage, der Therapeut steht am Kopfteil der Liege, platziert seine Hand auf dem Sakrum und führt eine leichte Traktion oder Oszillation aus.
Rückenlage, beide Beine des Patienten liegen auf einem Pezziball, über Zug an den Füßen des Patienten entsteht eine Traktion in der Lendenwirbelsäule. Über einseitigen Zug oder Zug nach lateral kann die Traktion seitlich betont werden *(Abb. 5.16)*.

5.1 Manuelle Gelenkmobilisation

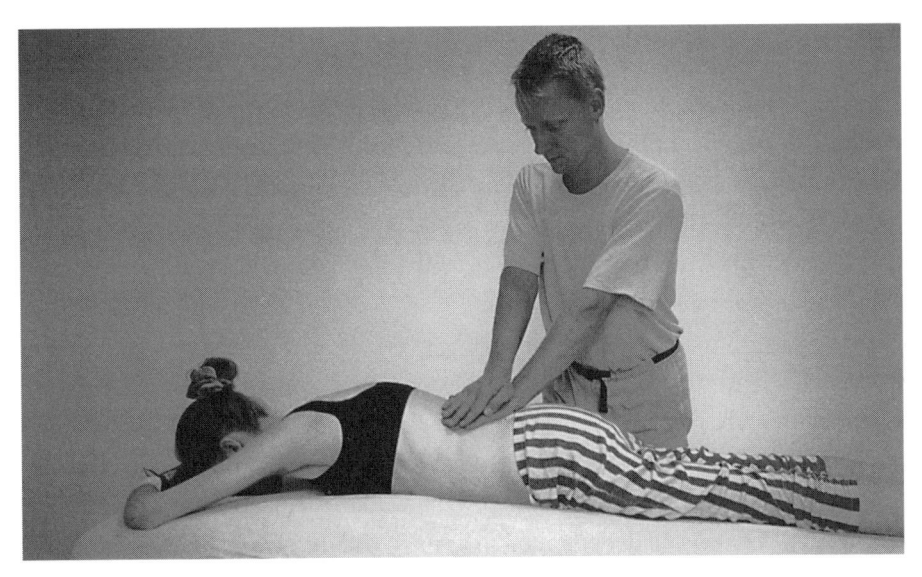

Abb. 5.15
Posterior-anterior-Technik für L1 bis L5

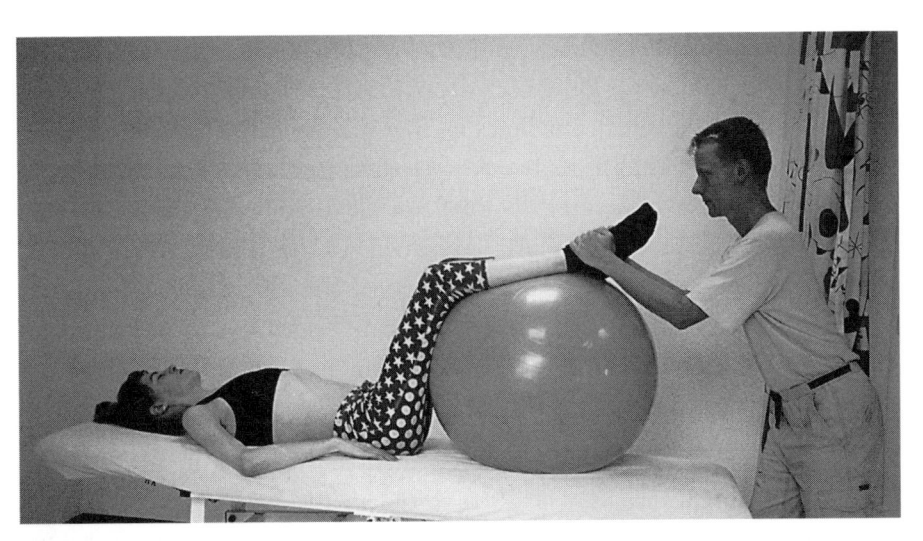

Abb. 5.16
Traktion der Lendenwirbelsäule über einen Pezziball

Das Iliosakralgelenk

Die Sellschen Druckpunkte gehören zur Gruppe der Triggerpoints oder Maximalpunkte. Im Bereich der Iliosakralgelenke sind sie als schmerzhafte Punkte circa drei Querfinger lateral des Iliosakralgelenks und vier Querfinger kaudal der *Crista iliaca* tastbar. Diese Maximalpunkte adaptieren in ihrer Empfindlichkeit sehr schnell, daher ist ein zügiges Untersuchen nötig. Gleichzeitig ermöglichen sie aber auch eine direkte Kontrolle des Ergebnisses.

Dazu wird ein Maximalpunkt gleichmäßig gedrückt und gleichzeitig das Sakrum bewegt. Die Richtung, in welcher die Druckdolenz abnimmt, gibt die Behandlungsrichtung an. Für den Druck auf das Sakrum unterteilt man dieses in einen rechten-linken und einen oberen-unteren Pol. Das heißt, wenn man im unteren Teil des linken Iliosakralgelenkes einen Maximalpunkt finden kann, bewegt man das Sakrum entweder an der gegenüberliegenden rechten *Apex sacri* in die Nutation oder an der linken Seite in die Kontranutation. Entsprechendes gilt für das rechte Iliosakralgelenk.

Sollte der Patient nicht selektiv genug sein, das heißt, es geschieht keine deutliche Änderung des Schmerzes, kann man über das Vorlauf-Rücklaufphänomen ebenfalls ein festes Iliosakralgelenk befunden.

Beim Vorlauf-Rücklaufphänomen wird das Joint Play des Iliosakralgelenks kontrolliert. Hierbei rotiert das Ilium nach dorsal um das Sakrum beim Rücklaufphänomen, entsprechend rotiert das Ilium nach ventral beim Vorlaufphänomen. Da beide Tests nicht direkt über das Iliosakralgelenk ausgeführt werden können, sollten für eine objektive Bewertung des Joint Play die daran beteiligten Gelenke frei beweglich sein. Eventuelle muskuläre Verkürzungen der ischiokruralen Gruppe müssen beachtet und möglichst beseitigt werden. Um eine Beinlängendifferenz oder Beckenverwringung auszuschließen, sollten die beiden Spinae iliaca anteriores superiores in der Frontalebene (Beckenverwringung), sowie beide Trochanteren ebenfalls auf einer Höhe stehen (Beinlängendifferenz).

Test des Rücklaufphänomens

Im Stand werden beide hinteren Darmbeinstacheln palpiert. Nun flektiert der Patient sein rechtes Bein maximal, dabei sollte der rechte Darmbeinstachel sich zu

Beginn kurz anheben, am Ende der Bewegung jedoch tiefer stehen. Entsprechendes gilt für die linke Seite.

Test des Vorlaufphänomens
Ebenfalls im Stand möglich, jedoch besser im Sitzen zu testen, da hierbei eine Hemmung über die ischiokrurale Muskulatur ausgeschlossen wird. Im Sitz werden beide hinteren Darmbeinstachel palpiert, nun beugt der Patient sich maximal vor, zu Beginn und am Ende der Bewegung sollten beide Darmbeinstacheln auf gleicher Höhe stehen.

Mobilisation des Iliums nach posterior
Mobilisation des Sakrums in Nutation über das Sakrum:
Bauchlage, oberhalb von S2 Druck nach ventral-lateral und kranial, hierbei kann das Ilium mit einem Sandsack unterlegt werden *(Abb. 5.17)*.

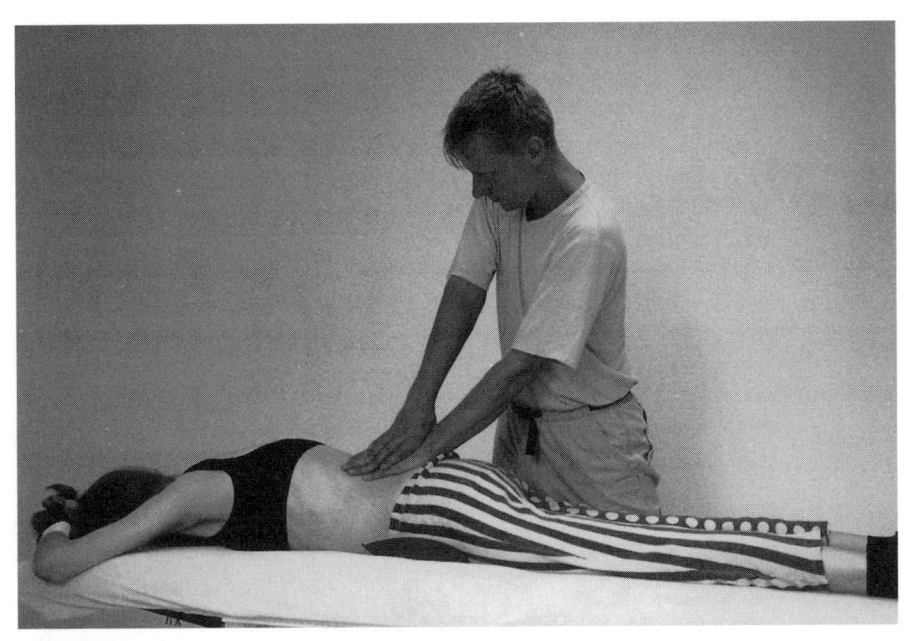

Abb. 5.17
Mobilisation des Sakrum in Nutation

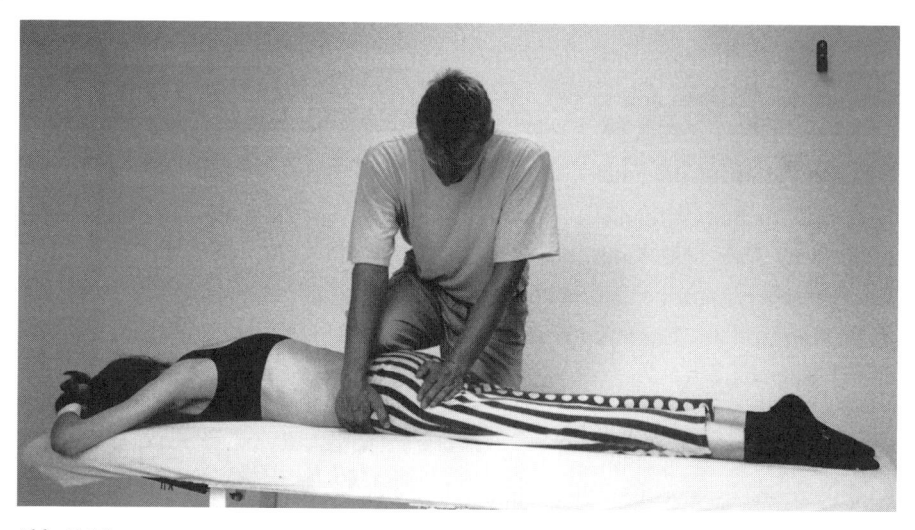

Abb. 5.18
Mobilisation des Sakrum in Nutation über das Ilium

Mobilisation des Sakrum in Nutation über das Ilium

Bauchlage, Fixation des Sakrums über Therapeutenknie, bewegen des Iliums über Zug an der SIAS und Druck auf dem Tuber ischiadicum (Abb. 5.18).

Mobilisation des Iliums nach anterior

Bauchlage, der Therapeut kann über kreuz oder parallel greifen, eine Hand unterhalb von S2, die andere Hand an der *Crista iliaca* mobilisiert nach lateral und kranial (Abb. 5.19).

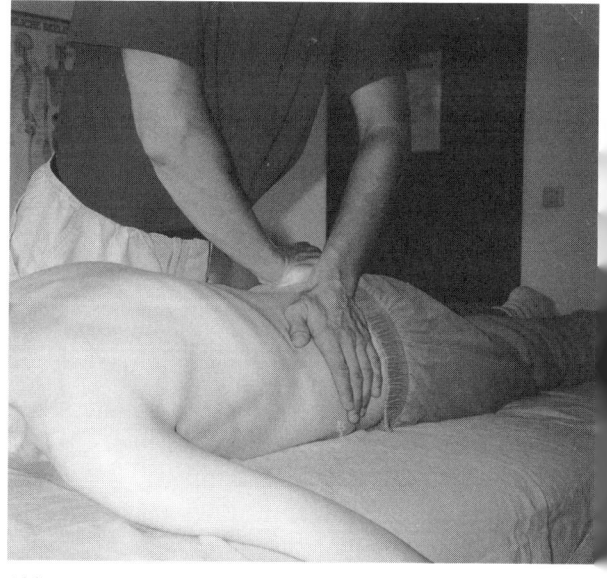

Abb. 5.19
Mobilisation des Iliums nach anterior

5.1 Manuelle Gelenkmobilisation

Weichteiltechniken bei Iliosakralbeschwerden

Häufig ist bei Iliosakralgelenkproblemen die Beckenmuskulatur hyperton. Vorbereitend können daher der *M. iliopsoas* und der *M. iliacus* in Rückenlage durch die Bauchdecke hindurch einer Querfriktion unterzogen werden.

Technik für den M. iliacus

Rückenlage, angestellte Beine, an der Innenseite des Beckenkamms Querfriktionen am *Musculus iliacus (Abb. 5.20)*.

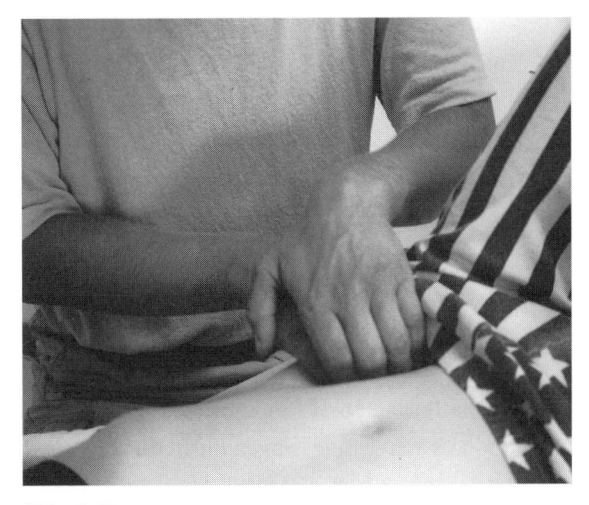

Abb. 5.20
Technik für den M. iliacus in Rückenlage

Technik für den M. iliopsoas

Rückenlage, angestellte Beine, lateral des M. abdominis obliquus externus geht man sanft in die Tiefe bis an die ventrale Wirbelsäule, dort kann ein schmerzhafter Iliopsoas über Anspannen des Beines gut getastet und querfriktioniert werden *(Abb. 5.21)*.

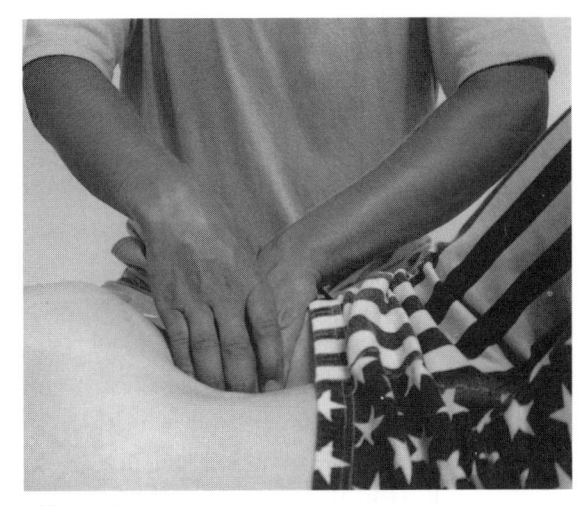

Abb. 5.21
Technik für den M. iliopsoas

5.2 Feldenkrais

Daniela Vogeley

„Steh doch mal gerade, gib dir mehr Mühe!" Wer kennt diese vorwurfsvolle, wenn auch gut gemeinte Aufforderung nicht? Von einer Generation an die nächste weitergegeben und doch nie mit wirklichem Erfolg gekrönt, denn sie bedarf ständiger Wiederholung. Mich hat dieser Satz selbst noch als Erwachsene verfolgt, da ich durch einen ausgeprägten Scheuermann keine vorzeigbare Haltung besaß – nein, nicht mal als Krankengymnastin, denn sobald meine Selbstkontrolle nachließ, tat dies auch im selben Maße meine Haltung.

Meine erste prägende Begegnung mit der Feldenkrais-Methode war ein Wochenendseminar. Übungen, welche mein krankengymnastisches Selbstverständnis völlig auf den Kopf stellten, da sie ohne jegliche Anstrengung ausgeführt wurden, hatten einen sofort sichtbaren Erfolg. Meine lachende Freundin kommentierte, dass ich, völlig ungewohnt für sie, einen kerzengeraden Rücken hatte, und es war mir noch nicht mal bewusst, geschweige denn, dass ich mir „Mühe" gegeben hätte. Dieses Schlüsselerlebnis machte mich neugierig. Ich wollte mehr über diese Methode erfahren.

Die Methode

Die Feldenkrais-Methode wurde nach ihrem Erfinder Moshé Feldenkrais benannt. Sie ist im strengsten Sinne des Erfinders keine Therapie, sondern eine Lernmethode. Moshé Feldenkrais wurde 1904 in Russland geboren und starb 1984 in Israel. Er war ein erfolgreicher Physiker. In Frankreich ermöglichte er zusammen mit Frédéric Joliot-Curie die erste Kernspaltung, danach wandte er sich anderen Studien zu. Sein Interesse galt der menschlichen Natur, der Anatomie, Physiologie, Neurologie und Psychiatrie. Feldenkrais war sehr sportbegeistert und hatte ein außergewöhnlich gutes Gefühl für Bewegung. Er wurde Judomeister und erlangte den schwarzen Gürtel. Ein Knieleiden warf ihn jedoch schwer zurück. Es heißt, er hätte sich drei Wochen lang in seine Wohnung eingeschlossen, um die Ursache und somit die Lösung für sein Knieproblem zu finden. Er war erfolgreich, und motiviert durch diese Erfahrung begann er zu experimentieren, wie man Menschen helfen könnte, einen besseren Gebrauch ihrer angeborenen Fähigkeiten zu erlernen. Dies führte ihn zu revolutionären Entdeckungen über Zusammenhänge zwischen körperlichem Bewusstsein und der Art zu denken und zu fühlen, zu einem speziellen Verfahren zur Gestaltung von Lernprozessen.

Feldenkrais ging von der Selbstorganisation des Gehirns aus, d. h. davon, dass das Unterbewusstsein den Körper immer funktional den gegebenen Umständen anpasst. Dazu braucht es das entsprechende Feedback. Wenn die ganze Aufmerksamkeit auf äußere Reize ausgerichtet ist, kann der Körper nicht mehr optimal motorisch reagieren. Die Feldenkrais-Methode schafft über die Sensomotorik eine Möglichkeit, effektive Informationen über den Körper zu erlangen. Denn erst wenn das Selbstbild, die Bewegungsmuster ganz genau klar sind, kann sich wirklich etwas verändern.

Das Selbstbild umschließt die vier Dimensionen Sinnesempfinden, Fühlen, Denken und Bewegen. Bloße Korrektur durch Nachahmung oder rein mechanische Einwirkung auf Teilbereiche des Körpers können deshalb immer nur Teilergebnisse erzielen. So wird durch Bewusstmachen der körpereigenen Prozesse die Selbstorganisation (Selbstheilung) in Gang gesetzt. Es kommt zu einer neuromuskulären Reorganisation. Der Patient bewegt sich nach einer Feldenkrais-Sitzung automatisch ein wenig anders als zuvor, der Körper fühlt sich leichter an, die Bewegungen werden geschmeidiger.

Weil Körper und Geist eine untrennbare Einheit bilden, kann sich die Feldenkrais-Arbeit ebenso heilsam auf die Psyche auswirken, geistige Fähigkeiten werden gefördert. Aufmerksamkeit, Wahrnehmung, Vorstellungskraft und Kognition werden verbessert, die Koordination neu organisiert, und auch die Atmung verändert sich.

Die Atmung

Die Atmung ist eine wichtige und sehr komplexe Funktion und steht in direkter gegenseitiger Abhängigkeit von vielen anderen Vorgängen im Körper. Die Atmung gezielt zu verbessern ist vergleichbar mit der Aufgabe, ein Wollknäuel zu entwirren. Wer versucht, einen einzelnen Faden aus dem Durcheinander zu lösen, wird bald merken, dass man mit gewaltsamem Ziehen und Reißen nicht ans Ziel kommt. Die Therapeutin muss sich die Zeit nehmen für eine ganzheitliche Sicht der Lage, die Einzigartigkeit jeder einzelnen Verknotung ansehen, ihre Beziehungen und Abhängigkeiten untereinander suchen und Stück für Stück mit Bedacht auflösen. Der ganze Körper ist involviert, nicht zuletzt die Psyche. Wenn es irgendwo eine Blockade gibt, so macht sie sich irgendwann auch bei der Atmung bemerkbar. Es ist wichtig, das individuelle Bewegungsmuster des Patienten zu erkennen, seine Art zu atmen genau zu analysieren, zu verstehen und ungenutzte Potenziale zu finden und in diese Bewegung zu integrieren, beziehungsweise ein neues, effizienteres Atemmuster mit dem Patienten zu erarbeiten.

Da die Atmung genau so wie die Haltung unbewusst gesteuert wird, somit auch ein gebeugter Rücken möglicherweise das Ergebnis unwillkürlich angespannter Flexoren ist, erschien es Feldenkrais wenig hilfreich, mit einer willkürlichen Anspannung der Extensoren eine aufrechte Haltung zu erzwingen, um den Atemraum zu vergrößern. Die so erreichte Position erfordert einen hohen Kraftaufwand und ist in jeglicher Hinsicht unflexibel, da zu ihrer Aufrechterhaltung die ganze Aufmerksamkeit benötigt wird. Es wäre wesentlich ökonomischer und vor allem physiologisch sinnvoller, die ungewollte Spannung in den Flexoren herabzusetzen und somit den Atemwiderstand herabzusetzen. Nicht die Bewegung oder die Haltung bringt die Verbesserung, sondern eher die Tatsache, dass der Patient sich im Einklang befindet mit seiner eigenen inneren Dynamik.

Bewusstheit durch Bewegung

Nehmen Sie sich jetzt einen Augenblick Zeit, um ein paar Fragen zu beantworten. Sie können dabei in der Position bleiben, in der Sie gerade sind. Atmen Sie bitte ganz normal, ohne bewusst zu korrigieren.

▷ Wie ist Ihre Atmung in diesem Augenblick?
▷ Woran merken Sie, dass Sie atmen?
▷ Atmen Sie wirklich?
▷ Wie würden Sie mir das beweisen?
▷ Können Sie den Mechanismus Ihrer Atmung entschlüsseln?
▷ Atmen Sie durch die Nase? Oder durch den Mund?
▷ Wohin atmen Sie?
▷ Wenn Sie ein Mal ganz tief einatmen und kurz die Luft anhalten, wo ist die meiste Luft?
▷ Wenn Sie nun die Luft langsam wieder ausströmen, wie machen Sie das?

5.2 Feldenkrais

▷ Wie ist das Gefühl, wenn Sie ausgeatmet haben und in diesem Zustand einen Moment verweilen?
▷ Was macht der Bauch? Ist die Bauchdecke weich und kann sich frei bewegen?
▷ Hebt sich Ihr Bauch beim Einatmen oder beim Ausatmen?
▷ Können Sie das steuern?
▷ Geht es auch umgekehrt?
▷ Oder atmen Sie eher im Brustbereich?
▷ Was tun die Rippen? Können Sie sie spüren?
▷ Wie viele Rippen können Sie ertasten? Probieren Sie es aus.
▷ Bewegen sich die Rippen? Gibt es Bereiche, die sich mehr bewegen?
▷ Bewegt sich das Brustbein? Wo genau sitzt das Brustbein?
▷ Welche Form hat es? Nehmen Sie sich einen Moment Zeit und ertasten Sie genau die Umrisse des Brustbeins, der Rippenansätze, und versuchen Sie auch einmal, das Schlüsselbein genau zu erspüren.
▷ Ist dort auch ein Heben und Senken?
▷ Kommt auch Luft in die Flanken?
▷ Wie weit können Sie die einströmende Luft spüren und verfolgen?

Während Sie über diese Fragen nachgedacht haben, hat sich Ihre Atmung schon verändert. Dort, wo unsere Aufmerksamkeit hingeht, findet automatisch eine Veränderung statt.

▷ Legen Sie nun bitte eine Hand auf das Brustbein und die andere auf den Bauch.
▷ Welche Hand haben Sie auf den Bauch gelegt – die rechte oder die linke? Warum wohl?
▷ Wie fühlt es sich an, wenn Sie die Hände wechseln?
▷ Unter welcher Hand fühlen Sie nun mehr Bewegung?
▷ Bitte versuchen Sie, die Bewegung, die Sie spüren, jetzt ein bisschen zu verstärken. Geht das? Fällt das leicht? Bitte auf keinen Fall dabei anstrengen!
▷ Können Sie die Bewegung noch größer machen? Was verändert sich dadurch?
▷ Machen Sie nun eine kleine Pause, in der Sie ganz normal atmen.
▷ Dann probieren Sie, die Bewegung umzukehren. Wenn sich vorher der Bauch mehr bewegt hat, versuchen Sie nun die Bewegung des Brustkorbes zu verstärken.

- ▷ Was passiert? Wie fühlt sich das an?
- ▷ Jetzt wieder normal atmen.
- ▷ Spielen Sie mit der Bewegung. Wenn sich sonst ihr Bauch (oder der Brustkorb?) beim Einatmen hebt, probieren Sie jetzt, ob Sie es umkehren können, sodass sich z. B. die Bauchdecke beim Ausatmen hebt.
- ▷ Ist das schwer? Was passiert dabei?
- ▷ Wie machen Sie das? Wie fühlt sich das an?
- ▷ Atmen Sie nun wieder ganz normal.
- ▷ Dann legen Sie bitte eine Hand auf den Bauch und die andere in den Rücken.
- ▷ Wie machen Sie das? Was passiert, wenn Sie die Hände auch hier wechseln?
- ▷ Wo ist die Bewegung? Versuchen Sie wieder, die gespürte Bewegung bewusst zu vergrößern.
- ▷ Wie haben Sie das gemacht? Was passiert?
- ▷ Ist auch der Rücken an der Atmung beteiligt? Inwiefern?
- ▷ Welche Bedeutung hat wohl ein beweglicher Rücken für die Atmung?
- ▷ Probieren Sie aus, wie sich Ihre Haltung auf die Atmung auswirkt.
- ▷ Was passiert, wenn Sie ganz krumm sitzen? Wie verändert sich die Atmung?
- ▷ Wie ist es, wenn Sie übertrieben gerade sitzen?
- ▷ In welcher Stellung ist das Atmen am leichtesten? Probieren Sie es aus.
- ▷ Versuchen Sie auch ganz unmögliche Stellungen, und spüren Sie genau nach, was dabei passiert.
- ▷ Nehmen Sie nun wieder eine bequeme Haltung ein, und atmen Sie wieder ganz normal.
- ▷ Was hat sich verändert? Ist Ihre Atmung noch genauso wie vorher? Können Sie die Veränderungen fühlen?

So, oder ähnlich könnte eine Feldenkrais-Sitzung aussehen. Diese Technik, welche häufig in der Gruppe ausgeführt wird, heißt „Bewusstheit durch Bewegung". Unter Anleitung ausgeführte Bewegungen, die für den Körper mühelos sind, ermöglichen ein spielerisches Experimentieren mit der Bewegung. Dies bedingt eine Entspannung, eine deutliche Entlastung des ganzen Körpers. Bewegungen werden variiert, kombiniert und verändert, um die große Vielfalt spürbar werden zu lassen und dem Körper zu ermöglichen, darin seinen eigenen Weg zu finden: eine bessere

Haltung, mehr Wohlbefinden und Leichtigkeit ohne Schmerzen. Um Gewohnheiten zu durchbrechen, werden bekannte und unbekannte Bewegungsabläufe benutzt. Für jeden Teil des Körpers hat Feldenkrais spezielle Bewegungsformen entwickelt und für Menschen jeden Alters und jeglicher körperlicher Konstitution. Ob im Liegen, im Sitzen, im Stehen und sogar im Gehen – die Abläufe können in jeder Position durchgeführt werden.

Funktionale Integration

Die zweite Technik, welche Feldenkrais entwickelt hat, ist die funktionale Integration. Sie wird in Einzelsitzungen durchgeführt. Sie ist eine über die Hände geführte Kommunikation. „Passives", nonverbales Führen und Bewegen durch spezielle Berührungstechniken bestimmen diese Technik. Der Patient wird so angenehm wie möglich in Rücken-, Seit-, Bauchlage oder im Sitzen gelagert. Dann spürt der Therapeut Spannungen und Blockaden auf, macht sie dem Klienten bewusst und ermöglicht so deren Auflösung durch gezielte, individuelle Griffe und Bewegungen. Diese Technik kennt keine Kontraindikationen und kann selbst bei schwer kranken Patienten angewandt werden.

Warum nimmt ein Mensch überhaupt chronisch eine schlechte Haltung ein oder atmet in einer Weise, die nicht seinen optimalen Möglichkeiten entspricht? Diese Prozesse werden unbewusst gesteuert. Durch Umwelteinflüsse kann sich ein physiologischer Bewegungsablauf unbewusst verändern, und schnell wird dieses neue Muster zur Gewohnheit. Eine Gewohnheit war in dem Moment, als sie entstanden ist, die beste Alternative, nur verpasst unsere Aufmerksamkeit schnell den Zeitpunkt, sich wieder sinnvoll von ihr zu trennen. Genau hier setzt die Feldenkrais-Methode an, sie macht es möglich, die Gewohnheiten zu entlarven und neue Wege zu gehen.

Wir leben nicht selten in Zwietracht mit unserem Körper und glauben, je mehr man von ihm fordert, um so bessere Ergebnisse erreicht man. Dies führt dazu, dass wir unseren Körper ignorieren. „Nur wenn wir wissen, was wir tun, können wir auch tun, was wir wollen", war eine von Feldenkrais' wichtigsten Erkenntnissen und Grundlage seiner Arbeit. Durch die Schulung der Wahrnehmung, das genaue Kennenlernen des Körpers und seiner versteckten Potenziale, eröffnet seine Lernmethode neue Möglichkeiten für jeden, der bereit ist, sich auf Entdeckungsreise zu begeben.

5.3 Reflexlokomotion nach Vojta

Mechthild Brocke

Die Vojta-Therapie wurde in den 50er Jahren von Professor Dr. med. Vaclav Vojta entwickelt. Grundlage dieser Bewegungstherapie ist die Reflexlokomotion, die Professor Vojta entdeckte. Die Reflexlokomotion beinhaltet Teilmuster des menschlichen Bewegungsverhaltens, ist aber ein künstliches Bewegungsmuster, das bei Kindern wie auch bei Erwachsenen in bestimmten vorgegebenen Positionen ausgelöst werden kann und spontane, gesunde Bewegungsmuster in Gang setzt. Diese Bewegungsmuster beinhalten Muskelspannungen, die den ganzen Körper erfassen und rufen auch vegetative Reaktionen hervor. Durch Reizung bestimmter Zonen können in den entsprechenden Ausgangsstellungen das Reflexkriechen (Bauchlage) und das Reflexumdrehen (Rückenlage und Seitenlage) ausgelöst werden. Die Bewegungsantwort ist eine reproduzierbare motorische Reaktion, die nicht nur in der Behandlung von neurologischen Patienten, sondern auch in der Atemtherapie genutzt werden kann. So ist die Aktivierung des Zwerchfells, Aufrichtung und Entfaltung des Brustkorbs, Muskeldifferenzierung und eine vegetative Stimulierung unter der Vojta-Therapie zu beobachten.

Bei den Thoraxwanderkrankungen wie Skoliose, Kyphose und Zwerchfelllähmung ist die Vojta-Therapie das Mittel der Wahl, ebenso bei den restriktiven Ventilationsstörungen im Rahmen der neurologischen Erkrankungen wie Querschnittslähmung, Muskelerkrankungen, Multiple Sklerose und neuromuskuläre Erkrankungen.

Die Therapie kann hier nicht ausführlich beschrieben werden, es wird auf die Literatur verwiesen. Ich möchte anhand der ersten Phase des Reflexumdrehens die Wirkungsweise dieser Lokomotion in Bezug auf das Muskelspiel des Rumpfes, die Aktivierung des Zwerchfells und damit der Atmung darstellen.

Wirkweise am Beispiel des Reflexumdrehens

Die Ausgangsstellung ist die Rückenlage mit ausgestreckten Beinen und neben dem Körper liegenden Armen. Der Kopf ist um 30 Grad zum Therapeuten hin gedreht und wird in dieser Position gehalten. Ausgelöst wird das Reflexumdrehen in der Brustzone. Sie liegt zwischen der fünften und sechsten Rippe auf der Mamillarlinie auf der Seite, zu der das Gesicht (Gesichtsseite) gedreht ist. Über intero- und exterozeptive Reize löst die Therapeutin in dieser Zone im Interkostalraum fünf bis sechs durch Druck nach medial, dorsal und kranial den Drehvorgang durch Schwerpunktverlagerung zur Gegenseite und nach kranial aus. Eine zeitliche Summation des Reizes gibt dem Gehirn die Möglichkeit, diese afferent einströmenden Impulse in die globale Bewegungsantwort umzusetzen. In der Zone entsteht ein Stretch für die Interkostalmuskulatur, den Zwerchfellansatz und den M. obliquus abdominis externus auf der Gesichtsseite, eine Dehnung des Zwerchfells auf der Hinterhauptseite und eine interozeptive Reizung von Pleura und Mediastinum.

Die Antwort ist Kontraktion des Zwerchfells, der externen Interkostalmuskeln, der autochthonen Rückenmuskulatur, des M. quadratus lumborum auf der Gesichtsseite, der Mm. obliquii externi et interni und des M. rectus abdominis. Die Bewegungsantwort ist Streckung der gesamten Wirbelsäule, Brustkorbentfaltung, Beckenaufrichtung, Beugung der Beine; durch die Spannung des M. quadratus lumborum auf der Gesichtsseite wird das Becken schräg gestellt und dann zur Gegenseite rotiert.

Es entsteht eine ausgewogene Muskelspannung der aufrichtenden Muskeln der Wirbelsäule, des M. iliopsoas und der Bauchmuskulatur und damit eine Druckerhöhung im Bauchraum. Das bedeutet mehr Widerstand für das in der Brustzone aktivierte Zwerchfell und damit eine Veränderung bzw. Vertiefung der Atmung. Gleichzeitig wird durch die verstärkte Bauchpresse der Beckenboden gedehnt und in Folge kontrahiert, die Aktivierung dieser beiden Diaphragmen ist eine wichtige Zielsetzung der Atemtherapie.

Die Erfahrung zeigt, dass unter Anwendung der Reflexlokomotion die Atemfrequenz sich normalisiert, die Atemzüge effektiver und tiefer werden, die Atemarbeit reduziert wird, der Atemhilfsmuskeleinsatz sich verringert, der O_2-Wert im Blut ggf. steigt und der Puls sinkt (eigene Beobachtungen mit Pulsoximeter).

Kontraindikationen: Fieber, Schontage nach Impfungen, akute Infektionen. Bei Krebserkrankungen bedarf es erfahrener Therapeuten und in jedem Fall der Rücksprache mit dem behandelnden Arzt.

5.4 Reflektorische Atemtherapie

Mechthild Brocke

Die reflektorische Atemtherapie wurde von Dr. Johannes Ludwig Schmitt entwickelt und von Frau Lieselotte Brüne in die Praxis umgesetzt, verfeinert und modifiziert. Es ist eine Technik, die über den reflektorischen Weg die Atmung beeinflusst. Sie besteht aus Anwendung von Wärme, heißen Kompressen und Bädern, aus passiven Maßnahmen, der Atemmassage und aus Atemgymnastik.

Die Technik

Der Patient wird in unterschiedlichen Ausgangsstellungen, Bauchlage, Rückenlage, Seitenlagen und Sitz behandelt. Die Therapie beginnt mit Wärmeapplikation (heißen Auflagen), die das Behandlungsgebiet vorbereitet.

Das sich anschließende manuelle Vorgehen besteht aus Reizgriffen, die am Rumpf und an den Extremitäten angesetzt werden. Diese Reizgriffe sind Druckverschiebungen von Haut und Muskulatur an den Ursprüngen und Ansätzen der Muskeln, besonders der Rumpfmuskulatur und der oft sehr festen Atemhilfsmuskulatur. Die Reizgriffe können durchaus schmerzhaft sein. Sie lösen auf nervös-reflektorischem Weg tiefe Atemzüge aus, bei denen das Zwerchfell aktiviert wird und die vertiefte Atmung den ganzen Thorax öffnet. Sie lösen aber auch „verkrampfte" Muskeln, die die Atembewegung behindern. Die Grifftechniken sind einleitende (dehnende) Streichungen, die, mit der Ausatmung des Patienten beginnend, am Rumpf angesetzt werden. Sie werden langsam mit leichtem bis stärkerem Druck ausgeführt. Die Druckverschiebungen werden mit den Fingerkuppen der gestreckten Hände, mit den Knöcheln der Grund- und Mittelphalangen der locker geschlossenen Faust, mit dem Knöchel des Zeigefingers oder dem Daumen ausgeführt.

Weiter wird mit Klopfungen, Zirkelungen, Vibrationen, Abziehgriffen und Gabelgriffen an den Muskelansätzen und Ursprüngen sowie an den Muskelübergängen am Knochen und am Periost gearbeitet. Fast alle Griffe werden quer zum Muskelfaserverlauf verabreicht.

Die Grifftechniken werden in bestimmter Form und Abfolge angewandt. Sie geben dem Therapeuten Hinweise auf Empfindlichkeiten und Tonus des Patienten und dem Patienten die Möglichkeit, über seine Reaktion Einfluss auf die Therapie zu nehmen. Diese Interaktion ist ein wesentlicher und wichtiger Bestandteil der Therapie. So löst sich nach einer Serie von Griffen das behandelte Gewebe unter den Händen des Therapeuten. Er setzt mit dem Reiz aus und gibt somit dem Patienten ausreichende Zeit für spontane Atemzüge, die er beobachtet und abwartet. Diese Atemreaktion muss abgewartet werden, bevor die nächste Griffserie begonnen wird. Es gibt eine Vielzahl an Griffen, die der Therapeut aussuchen und anwenden kann. Griffe, die der Patient sozusagen fordert, weil sie seine Tonuserhöhungen im Muskel lösen und seine Atmung vertiefen. Die reflektorische Atemtherapie ist schematisch zu lernen. Sie wird aber bei ihrer Anwendung in der Atemtherapie ganz dem Patienten, dem Anfangsbefund und Tastbefund im Laufe der Behandlung angepasst.

Anwendung bei Patienten mit Atemwegserkrankungen

Bei Patienten mit chronischen Atemwegserkrankungen wie COPD, Mukoviszidose und Emphysem sind durch die ständig erhöhte Atemarbeit die Bauchdecke und die Atemhilfsmuskulatur im Hals und Nacken fest und oft schmerzhaft verspannt. Hier ist die lösende Wirkung der reflektorischen Atemtherapie, in Kombination mit Wärmeauflagen und der vorher beschriebenen Atemtherapie eine hilfreiche Behandlung. Sie verschafft den Patienten, die oft schlimme Nächte mit Atemnot und Hustenattacken hinter sich haben, Erleichterung und Entspannung.

An dieser Stelle kann die reflektorische Atemtherapie nicht in aller Ausführlichkeit beschrieben werden. Man muss sie praktisch erlernen. Die nachstehende Beschreibung der Behandlung mit reflektorischer Atemtherapie in der Bauchlage soll eine kurze Vorstellung dieser effektiven Therapie geben (s. Literatur: Brüne, Reflektorische Atemtherapie).

Behandlungsbeispiel

Behandlung von Rücken, Taillendreieck, Becken und Oberschenkel in der Bauchlage. Der Patient liegt mit Unterlagerung unter Brust, Bauch und Füßen.

Kapitel 5 — Anwendung spezieller Techniken in der Atemtherapie

Einleitende Streichungen

▷ Der Therapeut steht am Kopfende, die Behandlung beginnt mit einleitenden Streichungen, die mit beiden Handflächen paravertebral ausgeführt werden. Die Streichungen gehen mit Beginn der Ausatmung vom Hals bis zum Kreuzbein und zu den Beckenkämmen.
▷ Die Hände ruhen dort ein bis zwei Atemzüge lang, dann streichen die Fingerkuppen über die Glutealmuskulatur nach lateral und ziehen über die Flanken mit nur einer sanften Berührung bis zum Schulter-Nacken-Bereich zurück.
▷ Pause: Atemreaktion abwarten.
▷ Die einleitenden Streichungen werden mehrmals wiederholt.

Druckverschiebungen

▷ Der Therapeut steht am Kopfende. Mit den gefausteten Händen beidseits der Wirbelsäule mit kaudal/kranialen Verschiebungen vom Hals bis zur Lendenwirbelsäule und zum Kreuzbein arbeiten.
▷ Pause: Atemreaktion abwarten.
▷ Mit beiden Fäusten am Beckenrand entlang von medial nach lateral mit kaudal/kranialen Verschiebungen arbeiten.
▷ Pause: Atemreaktion abwarten.

Scheuergriff

▷ Der Therapeut steht erst links, dann rechts vom Patienten.
▷ Mit den Fingerkuppen der mittleren drei Finger der gestreckten Hand werden die Rückenstrecker von lateral nach medial mit leichtem Druck bis an die Dornfortsätze hin und her verschoben. Die „scheuernde" Hand kann durch Auflage der anderen Hand unterstützt werden.
▷ Mit nicht zu starkem Druck wird vom Kreuzbein bis zum Hals quer zum Muskel, an festen Stellen intensiver, gearbeitet.
▷ Pause: Atemreaktion abwarten.
▷ Scheuergriff über den Rhomboiden
▷ Pause: Atemreaktion abwarten.

Druckverschiebungen im Taillendreieck mit drei Griffen

▷ Mit den Mittelfingerkuppen der rechten Hand wird am Rippenbogen entlang von lateral bis zur Wirbelsäule in mehreren Strichen gearbeitet.
▷ Pause: Atemreaktion abwarten.
▷ Mit dem Daumen der rechten Hand wird am Beckenrand von lateral zum lumbosakralen Übergang hingestrichen. Die Technik wird wiederholt, bis das Gewebe gelockert ist.
▷ Pause: Atemreaktion abwarten.
▷ In der Taille wird im rechten Winkel zur Wirbelsäule das Gewebe von lateral an den Querfortsatz des dritten Lendenwirbels verschoben.
▷ Pause: Atemreaktion abwarten.

Druckverschiebungen auf dem Kreuzbein

▷ Der Therapeut steht am Kopfende.
▷ Mit Druckverschiebungen der locker gefausteten Hand wird im Ansatzbereich der Rückenstrecker auf dem Kreuzbein von kranial nach kaudal gearbeitet.
▷ Dann streichen die Hände mit Abziehgriffen beidseits nach lateral bis zum Trochanter major aus.
▷ Pause: Atemreaktion abwarten.

Druckverschiebungen am Becken

▷ Der Therapeut steht auf der linken/rechten Seite des Patienten. Der Patient beugt das linke/rechte Bein mit leichter Abduktion und Außenrotation an.
▷ Mit den Fingerkuppen der linken/rechten Hand wird eine Druckverschiebung am Beckenrand entlang zum Kreuzbein, dann über das Iliosakralgelenk nach kaudal ausgeführt.
▷ Pause: Atemreaktion abwarten.
▷ Mit Druckverschiebungen einer Faust wird der M. gluteus maximus quer zum Muskelverlauf bearbeitet.
▷ Pause: Atemreaktion abwarten.
▷ Mit den Fingerkuppen wird der M. piriformis mit Druckverschiebungen behandelt.
▷ Pause: Atemreaktion abwarten.

Druckverschiebungen am Oberschenkel

▷ Mit den Fingerkuppen wird auf dem dorsalen Rand der Fascia lata vom Knie bis zum Trochanter major eine Druckverschiebung (Spazierstock) ausgeführt, ebenso am ventralen Rand der Faszie und um den Trochanter herum.
▷ Pause: Atemreaktion abwarten.
▷ Mit der Faust auf der Faszie und auf dem M. tensor fasciae latae zum Trochanter hinarbeiten.
▷ Pause: Atemreaktion abwarten.

Die reflektorische Atemtherapie wird mit Öl ausgeführt, um den Hautreiz zu reduzieren und besser zu gleiten. Zu empfehlen sind Öle mit beruhigenden und atemanregenden Inhaltsstoffen. Dies sind Öle mit Arnika, Thymian, Kamille, Alantöl oder Cajeputöl, also Beimischungen von ätherischen Ölen, die schmerzlindernde, schleimlösende, entspannende und durchblutende Wirkung haben. Die Patienten empfinden diese Behandlungen als sehr angenehm und erleichternd. Kontraindikationen: Tuberkulose, Infektionskrankheiten, Krebserkrankungen, allergische Hautkrankheiten, Bandscheibenvorfall.

5.5 Mikrokinesietherapie und respiratorische Störungen

Gudrun Mik

5.5.1 Grundlagen der Therapie

Der menschliche Körper ist wie alle lebendigen Organismen darauf eingerichtet, sich anzupassen. Im Falle eines verletzenden Angriffs, sei er physisch, toxisch, viral, mikrobiell, emotionell oder umweltbedingt, ist er in der Lage, sich zu verteidigen und selbst zu reparieren. Wenn der Angriff stärker ist als die Verteidigungsmöglichkeiten des Organismus, verändert er die Vitalität des betroffenen Körpergewebes. Das Ereignis wird der Art des Angriffs entsprechend in Form einer sichtbaren oder unsichtbaren Narbe gespeichert. Die Beeinträchtigung der Gewebevitalität kann verschiedene lokale oder entfernte Erscheinungen hervorrufen. Gewebe, die im Eistadium der menschlichen Entwicklung dicht beieinander lagen, sich also aus benachbarten Bereichen der Keimblätter entwickelt haben, behalten eine Verbindung, sodass alle Beeinträchtigungen auch auf der dem Ektoblast zugehörenden korrespondierenden Körperoberfläche abgelesen werden können. Die Speicherung folgt bestimmten Regeln, was die Erstellung von Karten wie z. B. in der Reflexzonentherapie ermöglicht.

5.5.2 Maßnahmen

Die Mikrokinesietherapie spürt mit einer speziellen Technik, der Mikropalpation (s. Literatur: Grosjean, Benini 1990), diese hinterlassenen Spuren der Angriffe in den Geweben auf.
Die betroffenen Gewebe erscheinen dem Untersuchenden als Einschränkungen in bestimmten Zonen. Unter den Händen lässt sich eine Dichtigkeit, Festigkeit oder mangelnde Verschieblichkeit wahrnehmen, die sich in den benachbarten Zonen nicht findet. Diese Einschränkungen rühren von einer Modifikation der physiologischen Geweberhythmen her.

▷ Endoblastisches Gewebe hat einen sehr langsamen Rhythmus mit einer Periode von 60 Sekunden, (je 30 hin und her).
▷ Ektoblastisches Gewebe schwingt mit 30 Sekunden (15 hin und her).
▷ Mesoblastisches Gewebe schwingt mit sechs Sekunden.

Das Sichtbarmachen der Schichten der Störung erlaubt noch nicht, in den betroffenen Geweben eine dauerhafte Korrektur vorzunehmen, weil der Therapeut noch nicht die auslösenden Ursachen (s. u. Ätiologien) identifiziert hat. Sind diese aufgespürt, werden im entsprechenden Niveau mit verschiedenen gewebespezifischen Handgriffen die erspürten Blockaden beseitigt und damit Mechanismen zur Selbstkorrektur ausgelöst. Die Technik ist für alle Altersstufen anwendbar, mit und ohne therapeutische Ziele, auch als Vorbeugung durch die Auflösung von noch „stummen" Blockaden. Manches Symptom löst sich ohne weitere krankengymnastische Intervention auf, einiges sofort (z. B. Schmerz), anderes nach Tagen,

Wochen oder Monaten, eben so schnell, wie der Körper die Umstrukturierung vorzunehmen in der Lage ist. Diese Methode will nicht die klassischen Techniken der Physiotherapie ersetzen, sondern sie schafft die Voraussetzungen für eine Arbeit mit optimalem Effekt. Manches Problem, auf das schon das ganze physiotherapeutische Repertoire erfolglos angewendet wurde, bewegt sich plötzlich doch und kann dann neu angegangen werden.

5.5.3 Embryologische Grundlagen der Entstehung des Respirationstraktes

Um nun die respiratorische Dysfunktion in ihren verschiedenen Schichten der Manifestation aufzudecken und Natur und Lokalisation zu präzisieren, bedarf es eines Blickes in die Embryologie (s. Literatur: Grosjean, Benini 1987).

Endoblast

Die pulmonalen Alveolen sind das Endstadium der Entwicklung des Bronchialdivertikels, der in der vierten Embryonalwoche als eine Ausstülpung des ventralen Vorderdarms entsteht. Aus dieser mit endoblastischem Gewebe ausgekleideten Ausstülpung entstehen die Bronchien, der Bronchialbaum und die Alveolen.
Hier finden sich zwei Zellarten:
▷ kubische Zellen entlang des Baumes
▷ lamellenartige in den Alveolen.

Gemäß mikrokinesietherapeutischer Definition gehören die kubischen zur Einheit „Bahn IV, Bronchien", die lamellären zur Einheit „Bahn V, Lunge".

Mesoblast

Die endoblastischen Gewebe zum Gasaustausch werden umgeben von aus dem Mesoblast entstehenden Muskelgeweben, die eine Dynamik in den ersteren ermöglichen. Das tiefe Muskelgewebe bildet sich aus der Splanchnopleura, dem tiefen Teil des lateralen Mesoblasts. Es bleibt in Beziehung mit den ehemals benachbarten Zellen der Somatopleura, woraus sich in einem peripheren Teil die Willkürmuskulatur entwickelt.

Die Bahn IV

Zu den peripheren Muskeln, die mit der „Bahn IV, Bronchien" in Verbindung stehen, gehört eine Kette von Extensoren der oberen Extremität vom Zentrum zur Peripherie: Mm. masseter, levator scapulae, supraspinatus, triceps brachii (cap. lat.), abductor poll. long., extensor poll. brevis, extensor poll. long., extensor indicis, interossei.

Die Verbindungsstelle zwischen Splanchnopleura und Somatopleura liegt im Inneren auf Höhe des WK C7/Th1.

Die Bahn V

Die peripheren Muskeln in Verbindung mit der „Bahn V, Lunge" enthalten die Flexorenkette der oberen Extremität: Mm. pectoralis min., coracobrachialis, brachialis, flexor dig. superf., flexor dig. min. brevis, opponens dig. min. Die Scharnierzone befindet sich in Höhe Th2/Th3.

Ektoblast

Hieraus entstammt die neurovegetative Innervation. Bronchien und Lungen enthalten autonome Nervenzentren, die die ständige rhythmische Stimulation dieser Organe gewährleisten. Diese sind mit Ganglien verschaltet, die entweder parasympathische Stimuli erhalten oder sympathische aus Verschaltungen mit Medulla, Archäo-, Paläo- und Neokortex. Dieser kurze embryologische Exkurs zeigt die Komplexität der respiratorischen Störungen, die sich auf endo-, meso-, und ektoblastischem Niveau manifestiert haben können.

5.5.4 Suche nach den Ätiologien

Gemäß der Gesetze der Immunologie muss der Organismus das Antigen erkennen, um einen Antikörper produzieren zu können. Daher ist die Suche nach den Ätiologien oder auslösenden Ursachen unverzichtbar, um zu ermöglichen, dass der Organismus die nötige Information zum Ingangsetzen der Selbstheilungsmechanismen übermitteln kann (s. Literatur: Grosjean 1987). Jede Ursache hinterlässt eine spezifische Narbe im Gewebe des Betroffenen. Diese ist die von den Geweben konservierte Erinnerung an das für ein Symptom verantwortliche Ereignis. Die mikropalpatorische Stimulation der Narbe durch den Therapeuten reaktiviert diese Erinnerung, um die Selbstkorrektur auszulösen. Nur die Korrektur auf der Ursprungsebene ermöglicht eine dauerhafte Lösung der Blockade. Werden die Erinnerungen an die Blockaden aufgelöst, so fehlt der Auslöser, sozusagen die Notwendigkeit für ein bestimmtes Problem, der Körper kann es heilen.

Häufige Ätiologien

Sie lassen sich in der Mikrokinesietherapie auf der Körperoberfläche ablesen. Wir unterscheiden vier Arten:
▷ *infektiös* (Pneumokokken)
▷ *toxisch,* durch Produkte, die die Atemwege irritiert haben
▷ *traumatisch,* durch knöcherne oder muskuläre Verletzungen des Brustkorbs oder Verletzungen des Diaphragmas
▷ *obstruktiv,* durch die Anwesenheit eines Elements, das die Luftzirkulation in den Atemwegen behindert (Fremdkörper, Flüssigkeit etc.).

Hierbei muss beachtet werden, dass die Ätiologien sich auch in tieferen Schichten, die mit tierischen Entwicklungsstufen der Ontogenese korrespondieren, befinden können. Die Tuberkulose findet sich interessanterweise als Infektion in dem Bereich, der das wirbellose Stadium repräsentiert.

Besondere Ätiologien

Sie betreffen die großen endokrinen, nervalen und enzymatischen (aktive Substanzen) Regulationssysteme. Wir unterscheiden zwei Arten:
▷ Toxine mineralischen, pflanzlichen oder tierischen Ursprungs
▷ emotionale Schocks.

Diese Ätiologien, die die aktiven Substanzen des Organismus beeinträchtigen, können sich sowohl direkt auf den Bronchien oder Alveolen einschreiben, als auch auf den großen Regulationssystemen im Niveau Hypophyse oder Hypothalamus. Bei Asthma liegt z. B. immer eine zentrale Affektion der Hypophyse mit einem Rückschlag auf die „Bahn IV, Bronchien" vor.

Produzierte Ätiologien

Das sind unzureichend durchlebte, schlecht bewältigte Situationen im Leben mit Frustrationsgefühlen, Unzufriedenheit, Schuldgefühlen, die der Betroffene empfindet, und die am Ursprung der beobachteten Symptome stehen.
Die Korrektur wird auch hier durch Stimulation der gefundenen Narbe angeregt, ohne dass es nötig ist, das verantwortliche Ereignis zu verbalisieren. Die Selbstkorrektur der physischen Komponente zieht meist eine Befreiung der physiologischen Folgeerscheinungen nach sich.

Tiefe Ätiologien

Sie stehen in Beziehung mit dem, was die Homöopathen das Terrain oder die Konstitution nennen, das heißt Einschreibungen oder Narben in den physiologischen Grundfunktionen von Zellen oder Geweben. Sie rufen eine Anfälligkeit hervor, die wiederum Prädispositionen erzeugt. Diese lassen dann in schwierigen Zeiten Pathologien erscheinen, die langfristig chronisch werden können. Die Ätiologien, die auf dieser tiefen Ebene gefunden werden, sind vielfältig und gehören immer zu zwei großen Arten:
▷ ausgelöst durch Strahlung, durch bestimmte toxische Produkte wie Chemotherapie oder durch virale oder infektiöse Toxine
▷ produzierte Ätiologien mit Einschreibungen in den Zonen für Instinkte (Leben, Sexualität oder Glück) oder fundamentale Bedürfnisse (Freiheit, Kreativität, Kultur etc.).

Diese Ätiologien können vom Typ „stark, über kurze Zeit eingewirkt" oder „schwach, über längere Zeit eingewirkt" sein. Sie werden mit einer besonderen Form der Mikropalpation, einer Art Sauggriff mit den Handflächen, wahrgenommen und bedürfen einer ganz speziellen Korrektur.
Die Ätiologien können in allen Lebensphasen erscheinen:
▷ durch Vererbung
▷ während des Fötallebens
▷ während Kindheit oder Jugend
▷ während des Erwachsenenlebens.

Die Wiederholung der gleichen Ätiologie oder die Akkumulation auf dieselbe Etage als Manifestation mehrerer verschiedener Ätiologien, löst die Schwere der Störung und ihren akuten oder chronischen Zustand aus.

Bei einer manifesten Mukoviszidose finden sich Blockaden im Hypothalamus „AB2" mit Auswirkung auf die genitalen Sphinkter „SG", „Bronchien IV" auf den „Dickdarm II", „Pankreas XII" auf das „Herz III". In „Vererbung" erscheint wieder „Pankreas XII" und typischerweise in „kurz vor der Schwangerschaft" eine Narbe in „Bronchien IV", während der ersten vier Wochen eine in „Hypothalamus AB2". Die Komponente der Lungenprobleme, ebenso das spätere Auftreten von Begleiterkrankungen wie Anorexia, M. Crohn, Diabetes, Sauerstoffpflichtigkeit korrelieren mit einer Akkumulation mehrerer Ätiologien.

Ätiologien zum Schutz

Dies sind Schutzmechanismen, die der Körper benutzt, um zu vermeiden, dass die Symptome zuviel Bedeutung gewinnen und vitale Zonen angreifen. Wir finden wiederum zwei Arten:
▷ durch Isolierung und Abkapselung
▷ durch Dispersion.

Auch dieses Phänomen findet sich bei Patienten mit Mukoviszidose.

5.5.5 Auswirkungen

Die Mikrokinesietherapie ist eine ganzheitliche Technik, die die Dysfunktion der Atemwege selbst und gleichzeitig die Interaktion mit anderen Organen in Betracht zieht. Ihre Besonderheit besteht in dem Versuch, die verantwortlichen Auslöser aufzuspüren, damit eine angemessene Selbstkorrektur stattfinden kann.

Abhängig vom Zustand des Patienten kann in einer Sitzung nur ein Teil oder das ganze Programm Anwendung finden. In der Regel ist es ausreichend, ein- bis zweimal alle Ebenen zu behandeln. Was dabei nicht erreicht werden kann, wird durch weitere Sitzungen nicht wesentlich verändert werden, wenn der Therapeut nicht neue Kontrollgesten hat, um neue Bereiche zu erspüren. In der Praxis hat es sich bewährt, zwischen dem ersten und zweiten Mal zwei Wochen bis zwei Monate zu warten. Weitere schädigende Einflüsse können sich natürlich wieder an gleicher Stelle einschreiben und bedürfen erneuter Korrektur.

Verschiedene Reaktionen sind möglich. Meist fühlt der Patient eine unmittelbare Erleichterung, gepaart mit einer circa zwei Tage anhaltenden, angenehmen, großen Müdigkeit, als ob er sich sehr angestrengt hätte und sein Organismus sich erholt. Wichtig ist, in dieser Zeit viel zu trinken. Danach ist allmählich oder deutlich eine Veränderung oder Verbesserung wahrzunehmen, die sich über mehrere Monate fortsetzen kann. Kontraindikationen: keine.

5.6 Traditionelle Chinesische Medizin – Qigong Yangsheng

Gudrun Mik

Die klassische Physiotherapie orientiert sich, wie unser medizinisches System überhaupt, bei der Behandlung eines Atemproblems an der Pathophysiologie der Störung mit dem Ziel, sie möglichst genau zu analysieren, um sie dann ausschalten, korrigieren oder bekämpfen zu können. Die Traditionelle Chinesische Medizin (TCM), zu der Qigong Yangsheng gehört, betrachtet das Problem in synoptischem Zusammenhang mit dem ganzen Menschen, als Einheit von Körper und Geist.

Die TCM

Aus Sicht der TCM entsteht Krankheit durch Fülle, Mangel (Leere) oder Stagnation von Qi. Der Begriff „Qi" ist in unsere Sprache schwer zu übersetzen und steht für Lebensenergie, Lebendigkeit schlechthin. Diese Lebensenergie zirkuliert überall. Im menschlichen Körper ist sie nicht gebunden an materielle Strukturen wie Nerven oder Gefäße, sondern fließt in so genannten Leitbahnen. Das Bild von Energiestraßen mit Kreuzungen und Schaltstellen, den Akupunkturpunkten hat sich als Erklärungsmodell für Patienten bewährt. Es gibt ein grundsätzlich gültiges Schema des Qi-Flusses durch den Körper und sehr genaue Beschreibungen zur Lokalisation der Punkte. In jahrtausendelanger Übung und Erforschung haben mehrere Völker Asiens herausgefunden, dass Fülle, Mangel und Stagnation durch gezielte Bearbeitung der Punkte oder der Meridiane in ihrem Verlauf günstig beeinflusst werden können. Viele Bereiche stimuliert der Körper sogar spontan selbst durch Reiben, Drücken oder Klopfen, wenn sie blockiert sind. Neben der bekannten Nadelung der Punkte (Akupunktur) gibt es verschiedene Arten der Akupressur, selbst angewandt oder durch einen Therapeuten, worüber weiter unten noch gesprochen werden wird. Die Anregung des Qi- Flusses von innen geschieht über Phytopharmaka, die als Abkochung getrunken werden. Die Diagnose der Art der Störung des Energieflusses ist zur Bestimmung der Therapie wichtig, die detaillierte quantitative Analyse der Auswirkungen, entsprechend unseren Labortests etc., spielt dagegen keine Rolle.

Qigong

Qigong ist der Teil der TCM, den der Patient nach genauen Angaben selber durchführt. In mancher Hinsicht stellt es eine Parallele zu unserer Physiotherapie dar und wird in vielen verschiedenen Stilen praktiziert. Es handelt sich um genau festgelegte unterschiedliche Haltungen und Bewegungssequenzen, die je nach Stil langsam oder schnell durchgeführt werden. Je nach Vermögen des Übenden kann im Sitzen, Stehen oder Liegen geübt werden. Durch die Übung von Körper und Geist im Zusammenspiel soll der Qi-Fluss geführt werden, um die eigene Lebenskraft zu bewahren, zu nähren und zu kultivieren. Ziel aller Maßnahmen ist es, den Fluss zu harmonisieren. Harmonisieren beschreibt die Auswirkungen auf das Individuum innerhalb seiner relativen Unzulänglichkeiten.

Hier soll über Qigong Yangsheng, wie es von Professor Jiao Guorui nach alten Vorlagen in langjährigen Studien entwickelt wurde, gesprochen werden. Die Ausführungen basieren auf seinen Lehrbüchern (s. Literatur: Guorui, Jiao). Zumindest das Taschenbuch sollte vor einer Anwendung zu Rate gezogen werden. Die beschriebenen Übungen eignen sich gut zum Selbststudium.

Das Übungssystem Qigong Yangsheng

Es umfasst 27 Methoden, denen allen die gleichen Prinzipien zugrunde liegen. Die Übungen werden als Formen bezeichnet. Jeder Form werden spezifische Effekte zugeschrieben, entsprechend den aktivierten Muskelgruppen, gedehnten Leitbahnverläufen etc. Selten wird nur eine Form geübt, immer eine Vorbereitungs-

und eine manchmal kurze Abschlusssequenz, um das Bewusstsein in die Mitte zu führen. Dabei übt jeder die einzelnen Abläufe entsprechend seinen Fähigkeiten sanft oder kraftvoll. Jede Form entspricht selbst einer so genannten Ruhe- oder Pfahlhaltung oder beginnt und endet in einer solchen. Dazwischen liegen langsam fließende Bewegungen, z. Z. mit Ruhehaltungen am anderen Pol der Übung.

Die sechs Prinzipien
„Die Schlüssel zum Haus des Qigong Yangsheng" (s. Literatur: Guorui, Jiao) sind die sechs Prinzipien, nach denen geübt wird:
▷ Entspannung, Ruhe, Natürlichkeit
▷ Vorstellungskraft und Qi folgen einander
▷ Bewegung und Ruhe gehören zusammen
▷ oben leicht und unten fest
▷ das richtige Maß
▷ Schritt für Schritt üben.

Werden die sechs Prinzipien nicht beachtet, können Nebenwirkungen entstehen. Will man beispielsweise länger oder mit mehr Kraft in einer Position bleiben oder mehr Bewegungsausschlag erzwingen, als für die innere Wahrnehmung angemessen wäre, verletzt man das Prinzip der Natürlichkeit und der Entspannung und das des rechten Maßes. Das Qi steigt zu hoch, unangenehme Zustände wie Kopfschmerzen, Schwindel, Hitze, Blutdruckanstieg u. a. können folgen.
Eine der Basisanforderungen ist es, den Atem zu vergessen. In der Atmung zeigt sich der Zustand des Geistes. Sind wir aufgeregt oder in Angst, ist der Atem flach und schnell oder stockt. Er entzieht sich auch der dauernden direkten Kontrolle. Normalerweise ist es uns nicht möglich, selbst bei voller Aufmerksamkeit, über längere Zeit auf eine bestimmte Weise zu atmen, ohne dass sich ein spontaner Ausreißer einschleicht oder wir das Bedürfnis nach einer Pause haben.
Bei der Übung des Qigong Yangsheng führen wir den Geist. Nach einiger Zeit entwickelt sich ein harmonisches Zusammenspiel von Haltung, Bewegung, Atmung und geistiger Tätigkeit. Heftige oder entgleiste Gefühle wie Aufregung oder Angst – Auslöser für ungünstiges Atemverhalten – können umgewandelt und damit abgebaut werden. Die Übung der Vorstellungskraft, die Ruhe und

die konzentriert beobachtende Wahrnehmung des Getanen beschreiben die mentale Seite des Qigong. Die sich daraus ergebende Gelassenheit und das Gefühl der Kontrolle gibt einem Patienten mit Atemnotzuständen ein Mittel an die Hand, Panik zu umgehen, circuli vitiosi vorzubeugen oder aufzulösen.

In diesem Punkt liegen ebenso Chancen wie Schwierigkeiten der Anwendung. Qigong ist kein Medikament, das, im Bedarfsfall geschluckt, sofort wirkt. Der geübte Asthmatiker kann zwar eine Sofortwirkung erzielen (Peak-Flow-Differenz vorher/nachher ist nachgewiesen [Reuter 1996]) und je nach Situation ohne Spray auskommen oder einen Anfall abwenden, doch der Lernprozess einer Selbstdisziplinierung braucht Zeit, Motivation und Durchhaltevermögen. Wichtig ist ein gut ausgebildeter Lehrer, der einen dabei unterstützt, das Einnehmen eines guten Übungszustandes zu erlernen. Bei vielen Patienten verselbstständigt sich manches zum Glück, wenn Körper und Geist einen positiven Effekt realisiert haben.

Rahmen der Praxis: Vorbereitungs- und Abschlussübungen

Hier möchte ich die Vorbereitungs- und Abschlussübungen beschreiben, die alle Übungen einrahmen, und für Details ausdrücklich auf die Bücher von Professor Jiao Guorui verweisen. Die Übungen sollten, ehe sie mit Patienten erarbeitet werden, zuerst für einen gewissen Zeitraum ins eigene Leben integriert worden sein. Fünf Minuten täglich in guter Konzentration und liebevoller Aufmerksamkeit sind dabei wertvoller als 20 Minuten abgespultes Pflichtprogramm. Die Übung der Vorbereitungshaltung „Stehen wie eine Kiefer" reicht für den Beginn. Sie lässt sich problemlos überall durchführen. Fünf Minuten darin verweilen zu können ist erst dem Fortgeschrittenen möglich. Die geforderte Abschlussübung kann auch nur im Absenken und Zurückführen der Arme und Schließen der Beine bestehen. Wichtig ist das mentale Abschließen. Der wichtigste Aspekt bei der Übung ist es, das Wechselspiel zwischen Öffnen und Schließen zu fördern. Die Effekte beziehen sich nicht nur auf die Atmung, sondern auf den ganzen Körper. Rückenschmerzen, Stress im Allgemeinen, alle von uns als „Krankheit" empfundenen Symptome können ausgleichend beeinflusst werden.

Erste Vorbereitungshaltung „Stehen wie eine Kiefer"

Wir beginnen in natürlicher Standhaltung mit geschlossenen Fersen. Die Füße sind so weit geöffnet, dass die Knöchel sich nicht stören. Die Arme hängen locker neben dem Körper. Mit der Vorstellung einer von unten aufsteigenden schließenden Kraft drehen wir die rechte Fußspitze geradeaus, übernehmen das Gewicht nach rechts und stellen den linken Fuß parallel schulterbreit zur Seite. Die Knie sind locker gestreckt, das Becken senkrecht darüber gehalten, mit der Vorstellung, sich setzen zu wollen. Die von den Füßen aufsteigende, schließende Kraft wird auch in den unteren Körperöffnungen entfaltet, der Beckenboden etwas angespannt, was mit Hilfe des leichten Zuges auf das Steißbein eine von innen gehaltene Stabilisierung der LWS bewirkt und gleichzeitig eine Entspannung der paravertebralen Muskulatur erlaubt. Th12/L1 als Aufhängungspunkt des Zwerchfells ist gut verankert. Zusammen mit dem leicht angespannten Bauch erhalten wir ein gutes Widerlager für Zwerchfellaktivität. Auf dieser „unteren Festigkeit" wird die Wirbelsäule aufgerichtet, aber nicht mit Kraft gestreckt, die Schultern liegen entspannt auf dem Brustkorb. Der Kopf wird aufrecht gehalten, die Augen schauen entspannt ein paar Meter in die Ferne etwas nach unten, den Blick nach innen gerichtet. Die Arme werden in leichtem Bogen nach außen aufgespannt wie „die Äste einer Kiefer", als ob sie an den Ellbogen etwas hochgezogen würden. Wichtig ist, dass keines der Gelenke abgeknickt oder überstreckt wird, sondern potenziell beweglich bleibt. Die Finger sind locker gestreckt. Auch diese Haltung begünstigt einen optimalen Einsatz der Brustkorb- und Atemhilfsmuskulatur. Die Aufmerksamkeit lassen wir nun in den Nabelbereich, das vordere Dantien, das rote Zinnoberfeld genannt, absinken. Wenn die Arme schwer werden, die Schultern verspannen (Qi und Festigkeit steigen nach oben), drücken wir die Fersen in der Vorstellung tief in den Boden (der Geist führt Qi und Festigkeit nach unten), das entlastet im Nacken.

Übergang „Die fünf Finger schreiben das Taiji-Zeichen" zur zweiten Vorbereitungshaltung „Zwei Bälle ins Wasser drücken"

Wir entlassen die Kraft aus den Armen, sie sinken nach unten und etwas nach vorn. Im folgenden Bewegungsablauf führen die Handgelenke, die Finger folgen, was einen fließenden Wechsel der Extension/Flexion/Rotation im Handgelenk jeweils neben und vor dem Körper bewirkt; die Fingerspitzen einer Hand beschreiben dabei je eine Hälfte des als Yin-Yang-Symbol bekannten Taiji-Zeichens. Wir ziehen die Hände mit nach unten gestreckten Fingern etwas hinter die Senkrechte, dann im kleinen Halbkreis „durchs Wasser" über außen nach vorn und etwas nach innen. Vor dem Körper werden die Hände umgeschlagen, dann zurückgeführt neben die Hüften zur Ruhehaltung „Zwei Bälle ins Wasser drücken". Hier spüren wir besonders das Wechselspiel zwischen der nach unten drückenden Kraft in Armen und Händen und der nach oben entgegenwirkenden Kraft der Bälle im Wasser.

Übergang zur dritten Vorbereitungshaltung „Tragen und Umfassen"
Kurz bevor wir die Position verlassen, verstärken wir die Kraft noch einmal. Die Hände werden ein wenig weiter zurückgenommen, dann wird die Spannung entlassen. Die Hände gleiten langsam nach vorne vor den Körper, steigen bis höchstens in Brusthöhe, werden schulterbreit ausgebreitet und „wie der Morgentau" sinken gelassen. Wir führen sie vor dem Körper zusammen und wenden um zur balltragenden Haltung.

Übergang zur ersten Form der 15 Ausdrucksformen „Reguliere den Atem, beruhige den Geist"
Die Hände steigen mit dem imaginären Ball, werden in Brusthöhe gewendet und auf eine große Kuppel abgelegt. Ruhehaltung – Absinken – Umwenden – Ruhe – Steigen. Insgesamt viermal wiederholen. Übt man diese Form in Verbindung mit dem Atem, so wird Einatmung mit dem Heben und Ausatmung mit dem Sinken synchronisiert. Übt man die Ruhehaltungen, so lässt man den Atem frei. Alle hier beschriebenen Bewegungsabläufe der oberen Extremitäten werden, wenn man die Abläufe beherrscht, mit einem leichten Steigen und Sinken im Unterkörper verbunden (gleichmäßig in Fuß, Knie und Hüfte), das sich natürlicherweise einstellt. Im Laufe längerer Übungspraxis ergibt sich ein individuelles Tempo, mit Atmung und Bewegung, Öffnen und Schließen, Steigen und Sinken im Einklang miteinander.

Abschlussübungen

Zum Abschluss führen wir die Handflächen auf den Lendenbereich im Rücken, reiben ihn viermal kreisförmig von oben nach innen unten, außen hoch, danach streichen die Hände über die Gürtellinie nach vorn bis sie unter dem Nabel übereinander liegen. Ruhe – dann steigen sie in Brusthöhe, die Handflächen zueinander gewandt – Ruhe. Zuletzt führen wir sie breit auseinander und „sammeln die Früchte des Übens ein". Die Arme werden abgesenkt bis neben die Oberschenkel, gleichzeitig drehen wir die rechte Fußspitze wieder etwas nach außen, übernehmen das Gewicht auf rechts und schließen das linke Bein zur Ausgangsposition, wo wir auch in der Vorstellung den Übezustand verlassen.

Schlussfolgerung

Schon an den auf den ersten Blick widersprüchlichen Anweisungen lässt sich das Besondere am Qigong Yangsheng erkennen. „Lockere Streckung" lässt dem Körper die Freiheit, die Haltung nach individuellen Bedürfnissen einzustellen und gegebenenfalls ein wenig zu variieren. Gleichzeitig lehrt sie den Geist, die vorgedachte Anforderung an das Machbare anzupassen, ohne den Zwang eines absoluten Zieles und immer in Aufmerksamkeit für das sich verändernde Geschehen. Wichtig ist nur die eigene Befindlichkeit im Bezug auf die Übung, nicht das Erreichen einer bestimmten Endstellung. Der Übende wird nicht korrigiert, bis er es „richtig" macht, sondern nur angeregt, einen Aspekt, z. B. Öffnen oder Schließen, zu verstärken. Gelingt es ihm nicht, darf er bei seiner Version bleiben, bis er sie aus sich heraus ändern kann.

Viele Atemprobleme entstehen oder eskalieren, wenn der Körper gegenüber äußeren Einflüssen die Kontrolle verliert. Neben anderen sind Gifte in der Luft, Fremdeiweiße, Gefühle in zu hoher Intensität mögliche Auslöser. Die Übung des Qigong Yangsheng bewirkt zum einen eine Herabsetzung der Empfindlichkeit gegenüber den Auslösern; zum zweiten erhöht sie die Kompetenz des Übenden, die Kontrolle und damit Unabhängigkeit wieder zu erlangen.

5.7 Akupressur in der Atemtherapie

Gudrun Mik

Die Bearbeitung der oben erwähnten Akupunkturpunkte mit Fingern oder Holzstäben bezeichnet man als Akupressur. Sie wurde schon vor der Erfindung von Nadeln praktiziert und beschrieben, kann also als der Ursprung der Akupunktur bezeichnet werden (s. Literatur: Teeguarden 1989). In der Traditionellen Chinesischen Medizin unterscheiden wir viele verschiedene Methoden der manuellen Bearbeitung der Punkte. Hier soll nur der Druck mit ein oder zwei Fingern beschrieben werden.

Traditionelle Punktkombinationen zur symptomatischen Behandlung

Für die Behandlung von Husten und Asthma (sowie anderen Krankheiten, die hier nicht besprochen werden) sind in asiatischen Ländern bestimmte Punktkombinationen bekannt und als Selbsthilfe in der Hausmedizin weit verbreitet. An Schulen werden klassische Griffe gelehrt und prophylaktisch durchgeführt. Denkt man an die zugrunde liegende Vorstellung von Krankheit als Störung des Energieflusses, so ist es wichtig, so früh wie möglich mit der Anregung zur Harmonisierung des Flusses zu beginnen. Die zu behandelnden Punkte lassen sich leicht finden (s. Literatur: Bernau 1976). Meist sind sie schmerzhaft. Man kann ruhig fest drücken oder reiben, bis die Empfindlichkeit weg ist. Manche Punkte wirken allerdings länger nach und bleiben etwas schmerzhaft. Die Großbuchstaben und Zahlen bezeichnen Leitbahn und Nummer der Punkte und sind der Vollständigkeit halber hinzugefügt. Für die Akupressur ist es am besten, dem Gespür der Finger und dem Kommentar des Behandelten zu vertrauen.

Bei **Husten** wird immer nur während der Ausatmung gedrückt
- ▷ B 13, als Zustimmungspunkt für die Lunge der Hauptpunkt, befindet sich auf dem Rücken zwei Finger breit neben dem Dornfortsatz Th 3 im Rückenstrecker. Er wird einige Male fest gedrückt oder bei großer Empfindlichkeit massiert.
- ▷ Di 20, in der Kuhle neben den Nasenflügeln, hat eine starke Wirkung auf die Schleimhäut, Nase und Lunge werden freier.

- ▷ Lu 10 wird mitten im Daumenballen, am besten mit dem Daumen der anderen Hand mehrfach kräftig gedrückt.
- ▷ KG 17, auf dem Brustbein in Höhe der vierten/fünften Rippe wird gedrückt und massiert.

Bei viel **Auswurf** massiert man
- ▷ KG 22 in der Vertiefung mitten in der Incisura jugularis oberhalb des Sternums.
- ▷ Ma 15 zwischen zweiter und dritter Rippe auf der Medioklavikularlinie.

Akute **Hustenanfälle** lassen sich bremsen mit
- ▷ Di 6 auf dem medialen Radius etwa vier Finger breit proximal vom Handgelenk.

Bei **Asthma** verwenden wir
- ▷ KG 17 auf der Brustbeinmitte in Höhe der vierten/fünften Rippe (s. o.). Mit dem Mittelfinger verschieben wir die Haut auf dem Brustbein, akut für wenige Sekunden, vorbeugend mehrmals am Tag.
- ▷ Ma 12 auf dem Oberrand der Klavikula in der Mitte; Behandlung wie oben.
- ▷ Ni 26, dicht neben dem Brustbein zwischen erster und zweiter Rippe; hier wird mehrmals nur gedrückt.

Alle Punkte können und sollen im Bedarfsfall mehrmals täglich jeweils drei- bis fünfmal bearbeitet werden, entweder vom Betroffenen selbst oder von einer Hilfsperson.

Neue Akupressurmethoden

In den 1960er und 70er Jahren mit der New-Age- und New-Wave-Bewegung fanden asiatische Philosophie und Therapie in Amerika und später auch Europa Interesse bei Psycho- und Körpertherapeuten. Aus der Verbindung westlicher und östlicher Erkenntnisse entstanden neue Methoden wie Kinesiologie/Touch for Health, Shiatsu, Jin Shin Jiutsu, Jin Shin Do®, Akupunktmassage nach Penzel etc. (s. Literatur: Dornieden 2002). Sie bedürfen alle einer mehr oder weniger langen zusätzlichen Ausbildung und können hier nicht erschöpfend beschrieben werden. Anhand einer Darstellung des Jin Shin Do® möchte ich hier einige zusätzliche Aspekte ganzheitlicher Betrachtungsweise aufzeigen.

Jin Shin Do®

C. G. Jung, W. Reich und A. Lowen beschreiben bei ihren Patienten muskuläre Panzerungen in bestimmten Körperetagen entsprechend erlebter Ereignisse. Sowohl Gefühle wie Wut oder Angst als auch chronische Krankheiten oder übergroße körperliche Belastungen werden so gespeichert. Die Wiederkehr desselben Auslösers triggert eine bestimmte Reaktion, die resultierenden Verspannungen überlagern sich als Panzerungen. Ein schwer zu durchbrechender Reiz-Reaktions-Mechanismus, ähnlich dem der Sensibilisierung bei Allergien, hat sich ausgebildet, der den Betroffenen keine Wahl zu anderen, vielleicht angemesseneren Reaktionen mehr lässt. Angestaute Wut speichert sich oft im Zwerchfell oder in einer geballten Faust, Angst unter anderem im Nackenbereich. Diese chronischen Panzerungen können Schmerzen und Einschränkungen hervorrufen, die sich mit herkömmlichen Methoden der Physiotherapie nicht immer dauerhaft beeinflussen lassen. Indem man bestimmte Akupressurpunkte in Kombination mit zugehörigen anderen behandelt, können die Panzerungen abgetragen werden. Jin Shin Do® arbeitet überwiegend an Bereichen mit Fülle und verwendet meist segmental verbundene Punkte oder solche auf außerordentlichen Leitbahnen. Ihre Flussrichtung entgegen den Hauptleitbahnen und deren Verbindung ermöglichen ein Abschöpfen von Fülle in einer und abgekürztes Überleiten in eine andere Leitbahn mit Mangel. Unerlässlich ist bei jeder Behandlung von über zehn Minuten eine Nackenentspannung, damit die in Umlauf gebrachte Fülle nicht an anderer Stelle hängen bleibt und Kopfschmerzen o.Ä. hervorruft. Beim Lösen der Verspannungen in einer vollständigen Jin-Shin-Do®-Behandlung, die ca. eine Stunde dauert, tauchen u.U. Erinnerungen an die auslösenden Ereignisse und damit verbundene Gefühle wieder auf, was zu Reaktionen führen kann, die guter Begleitung bedürfen. Deshalb sollte die ausführliche Behandlung nur von einem ausgebildeten Behandler durchgeführt werden. Auch die Behandlung von psychisch kranken Menschen bedarf besonderer Kenntnis und Sorgfalt.

Praxis des Jin Shin Do®

Die zu behandelnden Punkte lassen sich mit den Fingerkuppen relativ leicht erspüren. Sie können vom Betroffenen selbst, soweit er sie erreichen kann, in der angegebenen Reihenfolge gedrückt werden. Für eine richtige Jin Shin Do-Behandlung werden sie von einem kundigen Behandler in einer dem Störungsbild entsprechenden Sequenz gehalten. Der jeweilige Mittelfinger hat sich als Instrument bewährt, weil man, etwas abgestützt mit den Nachbarfingern, gut die Intensität dosieren kann und dort eine wichtige Leitbahn endet. Die Endpunkte haben eine gewisse Affinität zu anderen Punkten, sodass Sie sie leicht finden. In verspannten Punkten oder Punktbereichen findet man eine cent- bis eurogroße leicht bauchige Verhärtung. Meist ruft der Druck darauf einen deutlichen, oft spitzen Schmerz hervor. Den gefundenen Punkt verbindet man mit einem zweiten, der in innerer Verbindung mit ihm steht. Bei konstant gehaltenem Druck lässt sich nach ein bis zwei Minuten eine deutliche Entspannung der Verhärtung wahrnehmen, die ein gewisses Hineingleiten in das Gewebe erlaubt und oft ein Pulsieren spürbar werden lässt. Dieses fehlt, wenn ich meinen Finger auf den Tisch halte, d. h. es pulsiert im Behandelten. Normalerweise wird ein Punkt im zu behandelnden Bereich mit ein bis drei entfernten, aber im System verbundenen Punkten gehalten, bis sich die Entspannung einstellt. Zur abschließenden oder einleitenden Nackenentspannung verbinden wir rechts mit links. Hierfür hat sich eine bestimmte Punktfolge bewährt:

▷ im hinteren M. deltoideus von unterhalb in Richtung Spina scapulae, Processus coracoideus
▷ neben dem Ansatz des M. levator scapulae in Richtung Spina scapulae
▷ auf der höchsten Linie der Schulter im lateralen Drittel des oberen M. trapezius nach innen unten
▷ von lateral des dorsalen Muskelstranges in Höhe C3/4 nach medial
▷ lateral des dorsalen Muskelstranges am Occiput nach innen/oben.

Abschließend wird eine Hand auf den Oberkopf, die andere nacheinander auf die Stirn, das Brustbein, den Solarplexus und den Bauch unterhalb des Nabels gelegt mit der Vorstellung, die in Bewegung gebrachte Energie, die sich oft als Wärme wahrnehmen lässt, in die vordere Leitbahn (Konzeptionsgefäß) zu überführen, von wo aus sie neu verteilt werden kann. Die Hand vom Kopf wird auch auf den Bauch gelegt, die zweite fasst die Zehen, um Erdung und Bodenkontakt herzustellen, was bei Menschen mit der chinesischen Diagnose „obere Fülle" besonders wichtig ist. Man kann auch beide Hände an die Füße bringen, um die Erdung zu verstärken.

Der Behandelte fühlt sich in der Regel entlastet und „gut in Fluss". Auch wenn Erinnerungen an unangenehme Lebenssituationen aufgetaucht sind, bleibt ein gutes Gefühl, denn das erlebte Weitergehen aus einer blockierten Situation, die wiedergewonnene Beweglichkeit im wörtlichen wie im übertragenen Sinn, wird als befreiend empfunden.

Schlussfolgerung

Akupressur eignet sich sehr gut als begleitende Maßnahme bei Atemproblemen verschiedener Art. Sie bietet sowohl Anregungen zur gefahrlosen Selbstbehandlung als auch sehr wirkungsvolle tief greifende Möglichkeiten für Patient und Therapeut, in Bereiche vorzudringen, die ansonsten unzugänglich bleiben. Das bedarf allerdings einer besonderen Qualifikation des Therapeuten.

Kontraindikationen: Epilepsie, bei psychotischen Erkrankungen und Krebserkrankungen bedarf es erfahrener Therapeuten und intensiver Absprache mit dem behandelnden Arzt.

6 Aromatherapie und Ölkompressen

Gisela Blaser

Cajeputölkompresse

Der Cajeputbaum wächst in Australien, Indonesien und den Philippinen. Er ist ein Myrthengewächs. Das Aroma des ätherischen Öls riecht erfrischend, ähnlich dem Eukalyptusöl, kampferartig, mit einer feinen fruchtigen Note, die an Nelken erinnern kann.

Wirkstoffe	Cineol, p-Cymen, Linalool
Indikationen	Infektionen der Atemwege, Schnupfen, laufende Nase, Erkältung, Grippe, Bronchitis
Kontraindikationen	Allergie, Patient mag den Duft nicht
Wirkung	antiinfektiös, antiseptisch, schleimlösend
Dosierung	– bei ein- bis dreijährigen Kindern 1–2 Tropfen 100 %iges ätherisches Öl auf 10 ml Trägeröl – bei ein- bis vierjährigen Kindern: 2–3 Tropfen – bei sieben- bis 12-jährigen Kindern: 3–4 Tropfen – ab 12 Jahre und Erwachsene: 5 Tropfen
benötigte Materialien	eine Mullkompresse, eine Plastiktüte, eine Gummiwärmflasche oder einen Wärmeträger, ein Gästehandtuch, ein Handtuch und eine Wolldecke

Kapitel 6 Aromatherapie und Ölkompressen

Vorbereitung

Plastiktüte öffnen, Mullkompresse in die Plastiktüte legen, 10 ml Olivenöl und ätherisches Öl in entsprechender Altersdosierung auf die Kompresse geben, die Tüte verschließen und die Kompresse darin zusammendrücken. Der Stoff soll mit Öl getränkt sein, aber beim Herausnehmen nicht tropfen. Wärmflasche mit 60 °C heißem Wasser füllen oder Wärmeträger auf 60 °C erhitzen. Ölkompresse in der Plastiktüte auf der Wärmflasche anwärmen, ebenso die Handtücher.

Anwendung

Die erwärmte Kompresse ohne Plastiktüte auf die Brust im oberen Sternumbereich auflegen, mit dem angewärmten Gästehandtuch zudecken und den Patienten in Handtuch und Wolldecke einpacken.
Dauer der Auflage: 30 Minuten.

Alantöl in der Atemtherapie

Die 1,5 Meter hohe Alant-Pflanze hat große gelbe Blüten, sie ist ein Korbblütler und stammt aus Asien. Die arzneilich verwendete Pflanze wird in Kulturen angebaut. Zur Anwendung kommt die große Hauptwurzel, *Inulae radix* genannt.

Wirkstoffe	1–3 % ätherisches Öl, Bitterstoffe und erhebliche Mengen Inulin
Indikationen	trockener Reizhusten, chronische Hustenzustände, Emphysem, Bronchitis, starke Verschleimung
Kontraindikationen	Allergie auf Inhaltsstoffe des Alantöles, Patient mag den Duft nicht
Wirkung	hustendämpfend, schleimlösend, krampflösend
Dosierung	– bei ein- bis dreijährigen Kindern: 3 Tropfen 100 %iges ätherisches Alantöl auf 50 ml Olivenöl – bei Kindern ab drei Jahren: 6 Tropfen – bei Erwachsenen: 10 Tropfen

Anwendung

Das Alantöl kann in der Atemtherapie zur Einreibung von Brust und Rücken verwendet werden, als Massageöl bei der reflektorischen Atemtherapie oder als Kompresse (Anwendung siehe Cajeputkompresse).

Thymianölkompresse

Verwendet wird die Heilpflanze *Thymus vulgaris* vom Chemotyp *Geraniol* oder *Linalool*. Es ist ein mildes ätherisches Öl, das auch für Kinder geeignet ist.

Indikationen	Erkältung, Bronchitis, Keuchhusten, Reizhusten, zäher Schleim
Kontraindikationen	Allergie, Patient mag den Duft nicht; bei Thrombozytopenie Kompresse auf der Wärmflasche anwärmen (keine Wärmflasche oder Wärmeträger auflegen, da Blutungen ausgelöst werden könnten)
Wirkung	krampflösend, antiseptisch, auswurflösend, sekretionsanregend
Dosierung	– bei ein- bis dreijährigen Kindern: 1–2 Tropfen 100%iges ätherisches Öl auf 10 ml Olivenöl – bei drei- bis siebenjährigen Kindern: 2–3 Tropfen – bei sieben- bis 12-jährigen Kindern: 3–4 Tropfen – ab 12 Jahre und Erwachsene: 5 Tropfen

Anwendung

Das Thymianöl kann in der Atemtherapie, bei der Reflektorischen Atemtherapie oder als Kompresse genutzt werden (siehe Cajeputkompresse S. 156). Dauer der Auflage: 30 Minuten.

Senfwickel

Ursprünglich kommt der schwarze Senf aus den Mittelmeerländern und Asien. Im 4. Jahrhundert v. Chr. wurde die Kultivierung des Senfs von Theophrast zum ersten Mal erwähnt. Der Senf wächst wild und kultiviert in gemäßigten Klimazonen. Die Pflanze trägt gleichzeitig Knospen, Blüten und Samen. Diese Lebenskraft kommt auch im Senföl zum Ausdruck. Das Senfmehl bewirkt eine starke Durchblutungssteigerung der Haut. Innere Entzündungen werden abgeleitet.

Die arzneiliche Verwendung des schwarzen Senfmehls (*Semen sinapsis nigra pulv.*) war früher weit verbreitet, besonders die Griechen und Römer kannten seine Heilwirkung. Verrührt man Senfmehl mit lauwarmem Wasser entwickelt sich Allylsenföl (ätherisches Senföl). Dieses riecht scharf und kann die Augen und Schleimhäute reizen.

Wirkstoffe	30% fettes Öl, 30% Eiweiß, Schleimstoffe, Kalzium, Magnesium, Salz, 4–6% mineralische Bestandteile
Indikationen	Bronchitis, Asthma, Pneumonieprophylaxe
Kontraindikationen	Allergien, offene Wunden im Auflagebereich
Wirkung	aktiviert örtlich Stoffwechselvorgänge und wirkt reflektorisch auf Entzündungen, bewirkt tiefe Atemzüge und verbessert dadurch die Sauerstoffsättigung des Blutes
benötigte Materialien	4 Esslöffel schwarzes Senfmehl, ein Küchentuch oder eine Windel, 3 Blätter Zellstoff oder Küchenpapier, Pflaster, eine kleine Schüssel, ein Frotteetuch, ein Laken, ein Minutenwecker

Nach den Gesetzen der Wärmeregulation sollte dieser Wickel nachmittags angewendet werden.

Vorbereitung

Auf die Windel den Zellstoff legen, in die Mitte 4 Esslöffel Senfmehl geben und rechteckig ausstreichen. Zellstoffenden nach innen klappen, Windelränder auch nach innen klappen (Päckchen) und mit dem Pflaster zukleben. Fertiges Päckchen zu einer Rolle aufrollen. Rolle in die kleine Schüssel mit 35–40 °C warmem Wasser legen, 2–3 Minuten voll saugen lassen, dabei Rolle drehen, damit die ganze Rolle nass ist. Das Senfmehl quillt etwas auf.

Anwendung

Der Patient liegt auf dem Rücken mit erhöhtem Kopfteil, das Senfmehlpäckchen aus dem Wasser nehmen, ausdrücken und auf den oberen Thoraxbereich (Lungenspitzen) legen, darüber das Frotteetuch, dann wird der Patient in das Laken eingewickelt. Bei kalten Füßen wird eine Wärmflasche (oder Wärmeträger) an die Füße gelegt. Minutenwecker auf 2 Minuten einstellen. Während des Wickels beim Patienten bleiben und ihn motivieren, tiefe Atemzüge zu machen. Nach zwei Minuten Hautkontrolle, bei leichter Rötung Wickel abnehmen. Zeigt die Haut noch keine Rötung, kann der Wickel noch 1–2 Minuten liegen bleiben. Wickel abnehmen, Auflagestelle mit Olivenöl einreiben.

Achtung: Bei zu langer Auflagedauer kann es zu starker Rötung mit Blasenbildung kommen. Während der Dauer der Auflage daher grundsätzlich beim Patienten bleiben!

30–60 Minuten nach der Anwendung wird produktiv abgehustet. 4–6 Stunden nach der Anwendung kommt es zu tiefem, erholsamem Schlaf. Der Senfwickel kann vorbereitend vor Sekret mobilisierenden Techniken oder nach der Atemtherapie angewandt werden.

Anmerkungen

Soweit bei den Standards Dosierungen angegeben werden, hat die Autorin die Auswahl des Mittels und der Dosierung mit großer Sorgfalt getroffen. Für Angaben über Dosierungen und Applikationsformen kann jedoch keine Gewähr übernommen werden. Jede Dosierung erfolgt auf eigene Gefahr des Benutzers.

Bezugsquellen: Ätherische Öle, z. B. Primavera Life, über die Apotheke, ebenso das Senfmehl.

Dieses Kapitel 6 und alle seine Teile sind urheberrechtlich geschützt. Dadurch begründete Rechte bleiben in jedem Falle vorbehalten. Jede Verwertung in anderen als in den zugelassenen Fällen bedarf in jedem Fall der ausdrücklichen, schriftlichen Zustimmung der Autorin.

7 Ausgewählte Praxisbeispiele

Mechthild Brocke

Die Auswahl der Techniken, die für den einzelnen Patienten geeignet sind, richtet sich nach dem Krankheitsbild, der Verordnung des Arztes, der Verfassung des Patienten, seinen Fähigkeiten und auch seinen Wünschen. Anhand von Beispielen möchte ich für drei unterschiedliche Krankheitsbilder Behandlungskombinationen zeigen.

Patientin mit Mukoviszidose

Die 39-jährige Patientin ist seit vier Jahren dauerhaft sauerstoffabhängig, FEV1: 69,2 %, VC: 39,2 %, die Sauerstoffsättigung liegt zwischen 88–92 %, kann aber an schlechten Tagen oder unter Belastung auf 80 % sinken.
Sie ist Rentnerin und kann ihr tägliches Leben ohne fremde Hilfe gestalten. Sie inhaliert dreimal täglich, macht seit vielen Jahren die autogene Drainage, kennt die Hustentechniken. Sie kann Husten relativ gut unterdrücken, kennt die apparativen Hilfen und nutzt davon bevorzugt den Flutter. Ihre Compliance und Selbsteinschätzung sind sehr gut. Ihre psychische Verfassung ist unterschiedlich, sie hat mit Ängsten fertig zu werden. Sie kommt seit zwei Jahren regelmäßig zwei- bis dreimal pro Woche für eine Stunde zur Behandlung.

Physiotherapie

Mobilisationstechniken, die mit der autogenen Drainage kombiniert werden, Feldenkrais, reflektorische Atemtherapie, Manuelle Therapie, Heiße Rolle, Training auf dem Fahrrad-Ergometer.

Die Patientin hat oft subakute, radikulär in das rechte Bein ausstrahlende Beschwerden und Blockaden im Iliosakralgelenk.

Feldenkrais wird in einzelnen Sitzungen verabreicht. Die anderen Techniken werden bei Bedarf in einer Sitzung kombiniert. Die Patientin gibt genau an und weiß, ob sie schon ausreichend Sekret mobilisiert hat, oder ob sie dafür unsere Hilfe benötigt, ob sie schmerzhaft verspannt ist, ob sie sich aufgrund eines Infektes krank fühlt oder wie „fit" sie für Belastungen ist und bestimmt daher die Behandlung mit.

Patientin mit Z.n. Spontanpneumothorax

Die 28-jährige Patientin mit Zustand nach Spontanpneumothorax hat eine achtwöchige Krankengeschichte hinter sich. Der Pneu wurde zunächst drei Wochen lang nicht erkannt, dann entlastet, dann schließlich operiert. Im Anschluss an den Klinikaufenthalt kommt sie zur ambulanten Behandlung in die Praxis. Sie fühlt sich noch sehr schwach, ist ängstlich, hat Schmerzen im Operationsgebiet und liegt noch ungern auf der operierten Seite.

Physiotherapie

Atemschulung in Rückenlage, im Sitz und in Seitlage auf der nicht operierten Seite.

Maßnahmen: Kontaktatmung, Behandlung mit Hivamat im Narbengebiet, kombiniert mit entspannten, vertieften Atemzügen. Im Laufe der ersten Behandlungen wird die Seitenlage auf der operierten Seite erarbeitet, die Schmerzen lassen nach, und vorsichtige Mobilisationstechniken (im schmerzfreien Bereich) werden möglich. Rotation und Seitneigung verbessern sich zunehmend. Es folgen Übungen mit dem roten, dann dem grünen Theraband, Fahren auf dem Fahrradergometer im untersten Belastungsbereich. Die Belastung wird dann leicht gesteigert.

Nach vier Wochen nimmt die Patientin ihre Gewohnheit wieder auf, regelmäßig zu schwimmen. Nach der Behandlungsserie von zehn Behandlungen beginnt sie wieder zu arbeiten.

Patientin mit chronisch-obstruktiver Bronchitis

Eine Patientin mit Zustand nach Sarkoidose I–II A mit Löfgren-Syndrom, vor elf Jahren diagnostiziert. Die Sarkoidose ist im Moment inaktiv. Die Patientin ist 62 Jahre alt, hat eine chronisch-obstruktive Bronchitis, mit ausgeprägter teilreversibler peripherer Obstruktion. Sie hat rezidivierenden Husten und morgens starken Auswurf. Sie kam vor über einem Jahr wegen starker Rückenschmerzen, Verspannungen und Schmerzen im Schulter-Nacken-Bereich zur Behandlung. Die Patientin wird mit Kortison behandelt.

Physiotherapie

Behandlung der Schulterbeschwerden mit Manueller Therapie, Heißer Rolle, Weichteiltechniken im Schulter-Nackenbereich. Die Patientin hatte bis dahin keine Atemtherapie. Mit autogener Drainage ist sie jetzt in der Lage, morgens fast ohne Husten ihr Sekret abzugeben. Sie lernte Hustentechniken und wie sie gegebenenfalls richtig inhaliert. Sie wird jetzt einmal wöchentlich mit reflektorischer Atemtherapie und Akupressur behandelt, die Atemtechniken werden kontrolliert, die Behandlung wird in Phasen der Verschlechterung der Atmung und des Allgemeinzustandes intensiviert.

Im Verlauf der regelmäßigen Behandlung hat die Patientin jetzt wesentlich weniger Rückenbeschwerden, die Einschränkung der Schulterbeweglichkeit ist beseitigt. Sie fährt wieder Fahrrad, macht regelmäßig Spaziergänge und fühlt sich deutlich besser.

8 Anhang

Mechthild Brocke

8.1 Praxisausstattung

Eine Physiotherapie-Praxis, in der Atemtherapie verabreicht wird, sollte mit folgenden Geräten ausgestattet sein:
- Inhaliergerät
- Pulsoximeter
- Pulsuhr
- Sauerstoffgerät
- Fahrradergometer
- Hivamat-Gerät
- Desinfektionsgerät für die apparativen Hilfen
- Wasserbad für Wärmeträger
- Blutdruckmessgerät
- Stethoskop
- Peak-Flow-Messgerät

8.2 Verordnung von Physiotherapie nach dem neuen Heilmittelkatalog

Eine sinnvolle Behandlung erfordert Zeit. So sind bei den sehr unterschiedlichen Krankheitsbildern sowohl verschiedene Techniken, wie Atemtechniken, Mobilisations- und Entspannungstechniken, als auch Anleitung zum richtigen Gebrauch der Atemhilfen und der Inhalationsgeräte erforderlich. Bei Sekret mobilisierenden Techniken und Hustentechniken muss der Sekrettransport abgewartet werden, nach der Inhalation die Wirkung der Medikamente. Diese Behandlungen können nicht in 15–20 Minuten verabreicht werden, denn auch die Nachbereitung einer Behandlung benötigt erheblichen Zeitaufwand: Desinfektion der Inhaliergeräte und der apparativen Atemhilfen, die Wartung von Sauerstoffgerät und Pulsoximeter.

Für den Physiotherapeuten kann die Behandlung und Motivation von schwer kranken Patienten mit großer psychischer Belastung verbunden sein.

Aus diesen Gründen stehen uns für die Behandlung von Mukoviszidose-Patienten 60 Minuten Behandlungszeit zur Verfügung, Voraussetzung sind die spezifischen Fort- und Weiterbildungen und Erfahrung im Umgang mit diesen Patienten.

Aber auch für die anderen Patienten mit schweren Lungenerkrankungen sollte eine D1-Verordnung oder Doppelbehandlung verordnet werden, um diesen Patienten gerecht zu werden.

Beispiele für die Verordnung

Diagnose: Mukoviszidose

Leitsymptomatik	Atemnot, Auswurf und Husten
Heilmittelverordnung	10 x Krankengymnastik für Mukoviszidose/KGM 10 x Inhalation/INH – ergänzendes Heilmittel 10 x Heiße Rolle – ergänzendes Heilmittel
Verordnungsmenge	Erstverordnung 10 x, 1. Folgeverordnung 10 x, 2. Folgeverordnung 10 x, Langfristverordnung ist vorgesehen, Frequenz 1–4 x pro Woche, bzw. bei Bedarf

8.2 Verordnung von Physiotherapie nach dem neuen Heilmittelkatalog

Diagnose: Asthma bronchiale, obstruktive Bronchitis, Bronchiektasen

Diagnose für die Doppelverordnung (2. Verordnung): Segmentale Bewegungsstörung des zervikothorakalen Übergangs (1. Folgeverordnung) und Gelenkfunktionsstörungen der Brustwirbelsäule (2. Folgeverordnung).

Leitsymptomatik	Atemnot, Auswurf, Husten für die D1-Verordnung: die komplexe Schädigung
Leitsymptomatik für 2. Verordnung	Gelenkfunktionsstörung, segmentale Bewegungsstörung oder Fehl-/Überbelastung des zervikothorakalen Übergangs und/oder der Brustwirbelsäule
Heilmittelverordnung/ Erstverordnung	10 x D1 möglich (ohne HWS/BWS-Diagnose)
1. Folgeverordnung	10 x Krankengymnastik Atemtherapie 10 x Krankengymnastik (Diagnose siehe 1. Folgeverodnung) evtl. 10 x Inhalation, evtl. 10 x Heiße Rolle
2. Folgeverordnung	10 x Krankengymnastik Atemtherapie 10 x Krankengymnastik (Diagnose siehe 2. Folgeverordnung) evtl. 10 x Inhalation, evtl. 10 x Heiße Rolle
Verordnungsmenge	Erstverordnung 10 x D1, 1. Folgeverordnung 10 x, 2. Folgeverordnung 10 x, Langfristverordnung nicht vorgesehen, Frequenz 2–3 x pro Woche

Kapitel 8 Anhang

Diagnose: Folgezustände nach Pneumonie, Pleuritis, Pleuraschwarte, Emphysem/chronischer Bronchitis, Z.n. operativen Eingriffen

Diagnose für die Doppelverordnung (2. Verordnung): Gelenkfunktionsstörungen des zervikothorakalen Übergangs (Erstverordnung) und Gelenkfunktionsstörungen der Brustwirbelsäule (1. Folgeverordnung) und Blockierungen der Kostovertebralgelenke (2. Folgeverordnung).

Leitsymptomatik	Respiratorische Funktionsstörung mit Atemnot, Auswurf, Schmerz, Entzündung
Leitsymptomatik für die 2. Verordnung	Gelenkfunktionsstörung, Muskeldysbalance oder Muskelverkürzung
Heilmittelverordnung/ Erstverordnung	10 x Krankengymnastik Atemtherapie 10 x Krankengymnastik 10 x Inhalation und/oder Heiße Rolle ergänzende Heilmittel
Verordnungsmenge	Erstverordnung 10 x, 1. Folgeverordnung 10 x, 2. Folgeverordnung: 10 x, Langfristverordnung nur bei Lungenfibrose vorgesehen, Frequenz 2–4 x pro Woche

Literatur

Arbeitskreis Physiotherapie des Mukoviszidose e.V.: Physiotherapie bei Mukoviszidose. Mukoviszidose Service GmbH, Bonn 1994

Bernau, L., Meyer, A.-E.: Schmerzfrei durch Akupressur. Ehrenwirth, München 1976

Brocke, M., Berdel, D., Ehrenberg, H.: Atemtherapie für Säuglinge und Kleinkinder. Pflaum, München 1995

Brügger: Dr. med. E. Just, I. S. Just Kurs. Script, 1993

Brüne, L.: Reflektorische Atemtherapie, 3. Auflage. Thieme, Stuttgart 1994

Carriere, B.: Fitness für den Beckenboden. Thieme, Stuttgart 2001

Dornieden, R.: Wege zum Körperbewusstsein. Pflaum, München 2002

Ehrenberg, H.: Atemtherapie in der Physiotherapie/Krankengymnastik, 2. Auflage. Pflaum, München 2001

El, Aad v.d., Lunacek, P., Wagemaker, A.: Manuelle Therapie. EWI Uitgeverij Manuwel, Rotterdam 1998

Frisch, H.: Programmierte Untersuchung des Bewegungsapparates, 3. Auflage. Springer, Heidelberg 1989

Gaskell, D.V., Webber, B.A.: Physiotherapie bei Erkrankungen der Atmungsorgane und Operationen der Atmungsorgane. Fischer, Stuttgart 1984

Göhring H.: Atemtherapie – Therapie mit dem Atem. Thieme, Stuttgart 2001

Grosjean, D., Benini, P.: La Micropalpation base de la Microkinésithérapie. CFM, Metz 1990

Grosjean, D., Benini, P.: Traité pratique de Microkinésithérapie I, II. CFM, Metz 1987

Grosjean, D.: Traité pratique de Microkinésithérapie III. CFM, Metz 1987

Guorui, Jiao: Die 15 Ausdrucksformen des Taiji-Qigong. Medizinisch Literarische Verlagsgesellschaft, Uelzen 2001

Guorui, Jiao: Qigong Yangsheng – Gesundheitsfördernde Übungen der Traditionellen Chinesischen Medizin. Medizinisch Literarische Verlagsgesellschaft, Uelzen 2001

Guorui, Jiao: Qigong Yangsheng. Fischer TB 1996

Heilmittelkatalog 2001/2002 – Heilmittel in der physikalischen Therapie. Intellimed, Ludwigsburg 2001

Hempen, C.-H.: Taschenatlas Akupunktur. Thieme, Stuttgart 2002

Ide, W., Vahlensieck, W.: Die Harninkontinenz beim Mann, 2. Auflage. Pflaum, München 2003

Jia Li Hui, Jia Zhao Xiang: Pointing Therapy. Shandong Science and Technology Press, Peking 1986

Kapandji, I.A.: Funktionelle Anatomie der Gelenke, 3. Auflage. Hippokrates, Stuttgart 1999

Kaptchuk, T.J.: Das Große Buch der Chinesischen Medizin. O. W. Barth, München 1992

Keil, E.: Über richtiges und falsches Atmen. Krankengymnastik (KG) 34 (1982)

Kirchlinde, M.: Reflektorische Atemtherapie. Kurs-Script 2000

Reich, W.: Charakteranalyse. Kiepenheuer und Witsch, Köln 1989

Reuter, I.: Qigong Yangsheng in der Behandlung von Asthma. ZfQY 1996, S. 44 ff.

Sonn, A.: Wickel und Auflagen. Thieme, Stuttgart 1998

Tanzberger, R.: Krankengymnastische Therapie bei Inkontinenz. Krankengymnastik (KG) 12 (1991), KG 7 (1998)

Teeguarden, I.M.: Acupressure Way of Health. JIN SHIN DO, Japan Publications, Tokyo 1982

Teeguarden, I.M.: The Joy of Feeling, Body Mind Accupressure. JIN SHIN DO, Japan Publications, Tokyo 1989

Thüler, M.: Wohltuende Wickel. Thüler, Worb 1991

Vojta, V., Peters, A.: Das Vojta-Prinzip, 2. Auflage. Springer, Heidelberg 1997

Vojta, V.: Die cerebralen Bewegungsstörungen im Säuglingsalter, 4. Auflage. Enke, Stuttgart 1984

Zimmermann, E.: Aromatherapie für Pflege- und Heilberufe. Sonntag, Stuttgart 2001

Bildnachweis

Die Abbildungen 1.1, 1.2, 1.3, 1.5 und 1.6 sind entnommen aus: Pneumologische Notizen, 14. Jahrgang, Sonderausgabe 1999, Seite 18, mit freundlicher Genehmigung des Verlags Gedon und Reuss, Reichertshausen.

Alle übrigen Abbildungen stammen von den Autoren.

Register

A

Aerosol   82, 87, 88
Akupressur   54, 150 ff
Alantöl   156
Allergene   21
Allergiediagnostik   19
allergische Alveolitis   19
allergische Lungenerkrankungen   9
allergische Reaktionen   19
allergische Rhinokonjunktivitis   19
Alveolitis, allergische   19, 30
Antibiotikatherapie   27
Anticholinergika   40
apparative Atemhilfen   85
Aromatherapie   155
Asbestose   11
Asthma bronchiale   9, 15, 19 ff, 36, 38, 46, 62, 85, 115, 150, 165
Asthma bronchiale, endogenes   22
Asthma bronchiale, exogen-allergisches   21
Asthma bronchiale, nichtallergisches   21
Asthmaanfall   52
asthmatischer Bronchospasmus   20
Atelektasen, lobuläre   29
Atembefund   42
Atembewegung   56
atemerleichternde Stellungen   46
Atemgase   17
Atemgymnastik   132
Atemhilfsmuskulatur, Entspannung   97
Ateminsuffizienz   90
Atemmassage   132
Atemmuskelkraft   103
Atemmuster   43
Atemnebengeräusche   43, 64
Atemnot   20, 24
Atempause   57
Atemrhythmus   56
Atemrichtung   56
Atemschulung   56
Atemstoß   13
Atemstoßtest   26

Atemstromstärke   13
Atemtherapie   41 ff
Atemtherapie, reflektorische   132
Atemvolumen   13
Atemwahrnehmung   55
Atemwegsinfekt   22
Atemwegsobstruktion   23
Atemwegswiderstand   62
ätherische Öle   136
Atmung, kostodiaphragmale   55
Atmung, kostosternale   55, 57
Ausatemstenose   53
Ausdauer   103
Auswurf   9, 23 f, 35
autogene Drainage   63
Automobilisation   74, 79

B

Bäder   132
BA-Tube   89
Beckenbodentraining   105
Belastungsdyspnoe   23, 33
Beta-Sympathomimetika   23, 38
Beweglichkeit, eingeschränkte   107
Bewegungsmuster   130
Bewegungstherapie   42
Bewusstheit durch Bewegung   128
bildgebende Verfahren   10
Bindegewebsanomalie   31
Blutgasanalyse   17
bodyplethysmographische Lungenfunktionsprüfung   15
Brachytherapie   35
bronchiale Hyperreagibilität   28
Bronchialkarzinom   9, 34
Bronchialobstruktion   25
Bronchialschleim   25
Bronchiektase   27 f, 29, 62, 165
Bronchitis, chronische   9, 23, 27
Bronchitis, obstruktive   165
bronchoalveoläre Lavage   11

Register

Bronchopneumonie 27
Bronchoskop 11, 35
Bronchospasmolyse 40
Bronchospasmus, asthmatischer 20
Brummen 21
Bullae 26

C

Cajeputöl 155
chronisch-obstruktive
    Lungenerkrankungen 23
Computertomographie 11
COPD 23 ff, 34, 36, 40, 46, 62, 133, 162
Cor pulmonale 25, 27, 29

D

Diskus 84
Dosieraerosol 84
Drainage, autogene 63
Druckluftvernebler 64
Dyskrinie 62
Dyspnoe 31, 85

E

Emphysem 133
Emphysem, lokales 29
Endoblast 138
EPP 37
Equal Pressure Point 37
Ergussbildung 10
Exspirationsstellung, maximale 66
Exspirationstechnik 53
exspiratorischer Spitzenfluss 37

F

Feldenkrais 124 ff
FEV1 13, 87
Fibrose 30
Flankenatmung 57
Flimmerhärchen 25
Flusslimitierung, exspiratorische 23

Flussvolumendiagramm 13
Fluss-Volumen-Kurve 14, 26
Flutter 88
Fokalüberblähungen 33
Fremdkörperaspirationen 9
funktionale Integration 129

G

Gasaustauschstörungen 18 f
Gelenkmobilisation, manuelle 106 ff
Giemen 21, 50
granulomatöse interstitielle
    Lungenerkrankungen 9

H

Heilmittelkatalog 164
Heimbeatmung 31
Heiße Rolle 68, 72, 73, 76
Herzinsuffizienz 10, 32
histologische Diagnose 11
Hivamat 89
Huff 53
Husten 9, 20, 23 f, 35, 43, 52, 150
Husten, produktiver 53
Husten, unproduktiver 54
Hustentechniken 52
Hustenvermeidungsstrategie 53 f
Hygiene 83
Hyperkrinie 62
Hyperreagibilität, bronchiale 22
Hyposensibilisierung 20

IJ

IgE-Antikörper 19, 20
Immuntherapie, spezifische 20
Inhalationstechniken 81
Inhalationstherapie 38
Intrakutantest 20
Inspirationsstellung, maximale 66
inspiratorisches Reservevolumen 64
Jin Shin Do 152

K

Kaliberschwankungen 62
Kapillarpipette 17
kardiopulmonale Insuffizienz 29
Kirschkernsäckchen 56
Kollapsneigung, exspiratorische 24
Kompressen, heiße 132
Konjunktivitis 20
Kontaktatmung 55
Kortikosteroide, inhalative 23, 38
Kortikosteroide, systemische 39
Kutschersitz 48
Kyphosierung 107
Kyphoskoliose 30
Kyphoskoliose, idiopathische 30

L

Lavage, bronchoalveoläre 11
Leukotrienantagonisten 39 f
Lippenbremse 50, 63
Lippenbremse, dosierte 51, 55
Lippenbremse, lange 51
Luftnot 9
Lungenembolie 9, 32
Lungenemphysem 23 f, 25, 27, 36, 46
Lungenemphysem, bullöses 26
Lungenerkrankungen, chronisch-obstruktive 23
Lungenerkrankungen, granulomatöse 29
Lungenerkrankungen, interstitielle 29 f
Lungenfibrose 19
Lungenfunktionsprüfung 12, 43
Lungenfunktionsprüfung, bodyplethysmographische 15
Lungengerüsterkrankungen 29
Lungeninfektionen 9
Lungenparenchymerkrankungen 29
Lungenüberblähung 23, 25
Lungenvolumina 12
Lymphdrainage 89

M

manuelle Gelenkmobilisation 106
Manuelle Therapie 106
Marfan-Syndrom 31
Mediatorstoffe 20
medikamentöse Therapie 38
Mesoblast 138
Metastasen, pleurale 32
Mikrokinesitherapie 136 ff
Mobilisation 109 ff
Mobilisationstechniken 67 ff
Morbus Bechterew 33
Mukolyse 25
Mukoviszidose 28 f, 62, 104, 133, 160
muköziliäre Clearance 25
Mundpilz 84
Muskeldehnungen 78

N

Narbenbildung 29
Nasenatmung 20
Noxen 30

O

Obstruktion, endobronchiale 46, 62
Obstruktion, exobronchiale 46, 62
Ölkompressen 155
Osteoporose 108

P

Pari Boy 81
Pari Master 81
Pari-Pep-System 85
Partialdruck 17
Partialinsuffizienz 18
Peak-Flow-Messung 36
Peak-Flow-Meter 37
Peak-Flow-Meter-Kurve 14 f
PEP-System 85
Perfusionsszintigraphie 11
Pezziball 95 ff

physiotherapeutische Behandlung 36
Pleuraempyem 32
Pleuraergüsse 32
Pleuramesotheliom 32
Pleuraschwarten 32
Pleuritis 32
Pleurodese 33
Pneumonie 10, 28
Pneumotachograph 15 f
Poliomyelitis 30
Polypenbildung 22
Positive Exspiratory Pressure 85
Praxisausstattung 163
Praxisbeispiele 160
Prick-Test 20
Provokationstest 20
Pseudomonas-Bakterien 28
Pulverinhalation 84

Q

Qigong Yangsheng 143 ff
Qigong 107

R

RC-Cornet 82, 86
Rechtsherzschwäche 25
reflektorische Atemtherapie 132 ff
Reflexlokomotion 130 ff
Reflexumdrehen 130
Reizgriffe 132
Reizhusten 75
respiratorische Insuffizienz 25, 27
respiratorische Partialinsuffizienz 33
Rhinitis, akute 20
Rhinokonjunktivitis, allergische 19
Rippenbeweglichkeit 67
Rippen-Lungenfell-Entzündung 32
Rippenwirbelgelenke 107
Röntgenbild 10

S

Sarkoidose 29
Sauerstoffgabe 18
Sauerstoffkonzentration 18
Sauerstofflangzeittherapie 27, 30
Sauerstoffpartialdruck 18, 26
Sauerstoffsättigung 18
Sauerstoffuntersättigung 27
Säure-Basen-Verhältnis 17
Schimmelpilze 19
Schleim 62
Schleimhautödem 24, 62
Sechs-Minuten-Gehtest 36 f
Sekretbildung 24
Sekretmobilisation 62
Sekretstau 28
Sekrettransport 52, 64
Selbsthilfetechnik 46, 63
Senfwickel 157
Silikose 11
Sonographie 11
Spirometrie 13
Spondylitis, ankylosierende 33
Spontanpneumothorax 161
Sport 105
Stenose 86
Stenose, exspiratorische 50
Stickball 92 ff
Stridor 50
Strömungseigenschaften 12

T

Theophyllin 23, 39 f
Theraband 98 ff
Therabeans 104
therapeutische Körperstellungen 90
Thoraxbeweglichkeit 66
Thoraxkompression 65
Thoraxmobilisation 66
Thoraxwanderkrankungen 30 ff, 130
Thymianöl 157
Totalpneumothorax 26
Traditionelle Chinesische Medizin 143
Trainingsmöglichkeiten 103

Trichterbrust 31
Trommelschlegelfinger 43
Tuberkulose 9, 28, 32 f
Tumore, maligne 32
Turbohaler 84
Türrahmenübung 102
Typ-I-Allergie 19
Typ-III-Allergie 19

U

Ultraschalluntersuchung 11
Untersättigung 23

V

Vario Resistance Pressure 88
Ventilationsstörung 18, 31
Ventilationsstörung, obstruktive 16 f
Ventilationsstörung, restriktive 16 f, 32, 33, 130
Ventilationsszintigraphie 11
Vernebler, elektrischer 81
Verordnung 164
Vibrationen 65
Vitalkapazität 13
Vojta 130
VRP I Flutter 88

W

Wärme 132
Weichteiltechniken 75
Wirbelsäulendeformität 30

Z

Zilien 25
Zwerchfellatmung 57
Zwerchfellhochstand 33
Zwerchfelllähmung 33
Zytologie 11

Pflaum Physiotherapie

Das Standardwerk zur Atemtherapie

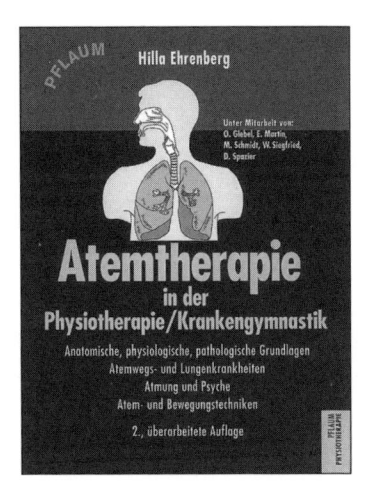

Hilla Ehrenberg
Atemtherapie in der Physiotherapie
2., überarbeitete Auflage, 264 S., 103 Abb., kart.,
ISBN 3-7905-0836-5

Mit diesem Buch legt Hilla Ehrenberg die Ergebnisse ihrer jahrzehntelangen Arbeit in der Atemtherapie vor. Detaillierte Beschreibungen der anatomischen, physiologischen und pathologischen Vorgänge bei der Atmung bieten eine leicht verständliche Grundlage der komplexen Zusammenhänge.

Die für die Atemphysiotherapie relevanten Krankheitsbilder sind klar und einprägsam dargestellt und schärfen den Blick für das therapeutisch Notwendige und Machbare. Eigene Beiträge sind der Diagnostik und medikamentösen Therapie von Atemwegs- und Lungenerkrankungen, der inhalativen Therapie, dem Zusammenhang von Atmung und Psyche und der Beziehung von Haltung und Atmung des Gesunden gewidmet.

Schwerpunkt des Buches ist der atemphysiotherapeutische Beitrag von Hilla Ehrenberg. Eingehend beschreibt sie die Atem- und Bewegungstechniken für die obstruktiven und restriktiven Ventilationsstörungen. Dazu gehören auch die von ihr entwickelten Techniken wie die atemerleichternden Körperstellungen, die dosierte und lange Lippenbremse und das gähnende Einatmen. Sie schildert die bewährten prä- und postoperativ einzusetzenden atemtherapeutischen Maßnahmen einschließlich der apparativen Atemhilfen.
Somit liegt nun in der zweiten Auflage ein Buch vor, das, von Praktikern für Praktiker geschrieben, eine Bereicherung der physiotherapeutischen Literatur für Ausbildung und Praxis darstellt.

Richard Pflaum Verlag GmbH & Co. KG
Lazarettstr. 4, 80636 München, Tel. 089/12607-0, Fax 089/12607-333
http://www.pflaum.de, e-mail: kundenservice@pflaum.de